中国气文化研究

——导引排石论

唐光斌 梁好 陈秋余 著

中医古籍出版社
Publishing House of Ancient Chinese Medical Books

图书在版编目（CIP）数据

中国气文化研究：导引排石论/唐光斌，梁好，陈秋余著.－－北京：中医古籍出版社，2024.6

ISBN 978-7-5152-2805-1

Ⅰ.①中… Ⅱ.①唐… ②梁… ③陈… Ⅲ.①碎石术—研究
Ⅳ.① R691.405

中国国家版本馆 CIP 数据核字 (2024) 第 041412 号

中国气文化研究：导引排石论

唐光斌　梁好　陈秋余　著

出 版 人　李　淳

责任编辑　吴　頔

封面设计　蔡　慧

出版发行　中医古籍出版社

社　　址　北京市东城区东直门内南小街16号（100700）

电　　话　010-64089446（总编室）010-64002949（发行部）

网　　址　www.zhongyiguji.com.cn

印　　刷　北京市泰锐印刷有限责任公司

开　　本　710mm×1000mm　1/16

印　　张　10.75　彩插7印张

字　　数　252千字

版　　次　2024年6月第1版　2024年6月第1次印刷

书　　号　ISBN 978-7-5152-2805-1

定　　价　108.00元

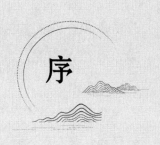

序

壬寅虎年，仲春时节，我有幸拜读唐光斌研究员的大作——《中国气文化研究——导引排石论》，感触颇多。

气是以中医药为代表的中国古代科学的核心概念，是区别于以西医药为代表的现代科学的显著特征。气文化是中国优秀传统文化中的重要内容，是导引等中医气功修炼技术的文化基础。导引作为中医气功的一大类别，自古至今都是中医药宝库中的重要组成部分。在中医经典著作《黄帝内经》中，有多个篇章十余处提到了导引。如《灵枢·病传》记载："黄帝曰：余受九针于夫子，而私览于诸方，或有导引行气、乔摩、灸熨、刺焫、饮药之一者，可独守耶？将尽行之乎？"《素问·异法方宜论》记载："中央者，其地平以湿，天地所以生万物也众，其民食杂而不劳，故其病多痿厥寒热，其治宜导引按跷。故导引按跷者，亦从中央出也。"《素问·奇病论》记载："帝曰：病胁下满，气逆，二三岁不已，是为何病？岐伯曰：病名曰息积，此不妨于食，不可灸刺，积为导引服药，药不能独治也。"聊举数例，就已经能够看到2000多年前中医气功的临床应用之广泛。纵观5000余年中华文明史，包含中医气功在内的中医药对历代中华儿女的身心健康与繁衍昌盛发挥了独特的重要作用。

唐老师作为哲学社会科学领域的资深专家，同时也是中国医学气功学会气功教育专业委员会副主任委员，对中国优秀传统文化尤其气文化有精深体悟，对中医导引有切身实践，其编创的"首柱养生功"深受广大人民群众喜爱。在工作之余，唐老师积极践行"每个人是自己健康的第一责任人"的理念，开展了多种形式的导引应用，产生了较好的效果，《中国气文化研究——导引排石论》即包含了其最新研究成果。该书将文化与医学结合、古代与现代结合、中医与西医结合，对影响人民群众健康的肝胆系统结石病症做了系统介绍，有理论、有方法，有实践、有分析，有预防、有治疗，堪称气功防治肝胆结石的专著。衷心希望该书能对大家的身心健康发挥应有作用。

面对人民群众日益多元化的健康需求，广大中医气功科技工作者，克服各种常人难以想象的困难，以力所能及的多种方式努力开拓，做出了很多有意义、有价值的事情，唐光斌研究员即是其中的典型代表。他们所透发出来的对中医气功事业的热爱，对中国优秀传统文化传承发展的责任感与使命感，正是中医气功事业不断向前发展的不竭动力。我们期待中医气功为国家中医药发展战略添砖加瓦，为健康中国建设贡献力量，为实现中华民族伟大复兴贡献智慧，为构建人类卫生健康共同体发挥更大作用。

恰逢新时代，读书有感，是以为记，与诸君共勉。

中国医学气功学会秘书长

北京中医药大学针灸推拿学院副院长　　张海波

2022 年 8 月 1 日于北京

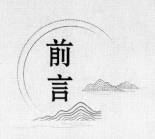

前言

气功是中华民族的瑰宝，具有悠久的历史和深厚的文化底蕴，在中国养生学祛病康复中有着十分重要的地位。21世纪新时代，气功作为中国优秀传统文化的重要组成部分，也应坚持创造性转化和创新性发展造福大众，才能很好地展示其应有的价值。

中国古代并没有气功一词，多以导引、按跷、吐纳、行气、服气、守神等表达。气功一词最早出现在晋代许逊的《净明宗教录·气功阐微》，宋代的《云笈七签》里已成为一个术语，20世纪50年代《气功疗法》和《内养功疗法》的问世，才使气功一词被人们广泛使用。

现代气功源于中国古代，有许多流派，上千种功法。作为中国传统文化的重要组成部分，气功文化既有精华，也有糟粕。对待这一传统文化的态度，我们也应取其精华，去其糟粕。1996年，中宣部、公安部、卫生部（现卫健委）、民政部、国家体育总局、国家中医药管理局、国家工商行政管理局七部委联合下文整顿气功市场，就是为了去伪存真，引导气功市场规范发展。气功从此主要被划分为两大类，一类叫医疗气功，一类叫健身气功。如今，医疗气功划归国家中医药管理局负责管理，健身气功划归国家体育总局负责管理。气功分类管理之后，国家有关部门出台了一系列的政策措施，气功发展逐渐走上了法制化、规范化轨道，得到了党和国家的肯定与支持。2015

年5月7日，国务院办公厅印发《中医药健康服务发展规划（2015—2020年）》，提出要大力发展中医养生保健，推广太极拳、健身气功。2016年10月25日，中共中央、国务院印发并实施的《"健康中国2030"规划纲要》又进一步明确指出，要大力发展群众喜闻乐见的运动项目，鼓励开发适合不同人群、不同地域特点的特色运动项目，扶持推广太极拳、健身气功等民族民俗民间传统运动项目，建立完善针对不同人群、不同环境、不同身体状况的运动处方库，推动形成体医结合的疾病管理与健康服务模式，发挥全民科学健身在健康促进、慢性病预防和康复等方面的积极作用。2017年，健身气功纳入中华人民共和国全运会比赛项目。从《健身气功发展规划（2013—2018年）》"牢固树立政治意识、大局意识、责任意识、阵地意识"基本原则要求看，尽管是就健身气功而言的，但这一基本原则要求，也同样适用于整个气功事业的发展。气功界人士也应有一种担当精神，把文化精髓与时代发展结合起来，发挥气功应有的社会功能，使人们能够感受到气功疗疾康复、健身养生带来的实惠，更好地实现自身可持续发展。这需要气功界人士有一种强烈的责任意识和使命担当精神。综观气功发展历程，这种强烈的责任意识与使命担当，我们认为主要体现在如下四个方面，即：崇尚科学、反对迷信、传承文明、提升素质。

崇尚科学。科学，包括自然科学和社会科学，内含着系统化了的知识和各种科学技术，是人类认识和改造世界的武器。人们已经越来越多地认识到，科学技术是第一生产力，科学思想是重要的精神力量。然而，科学的道路也并不平坦，伪科学时有抬头，科学是在与伪科学的不断斗争中才逐渐走到了今天。

20世纪初，鲁迅先生曾一针见血地指出：现在有一帮好讲鬼话的人……先把科学东拉西扯，掺进鬼话，弄得是非不明，连科学也带上了妖气。到了八九十年代出现的那些个伪气功乱象，也有惊人类似的情况，那些所谓的气功大师故弄玄虚混淆视听，使得人们真假莫辨。

崇尚科学就要反对伪科学，这是一项长期而艰巨的任务。"反对伪科学八条"① 明确指出：同伪科学至少要用很大力量斗一百年。这里的一百年只是一个概数，并非一个定量，应理解为"同伪科学斗争的长期性"。于光远在《同伪科学至少还要斗一百年》开篇即指出"至少一百年"并非说一百多年或者更长一点的时间伪科学就可以消失了，而是说今天所有活着的人不要指望在自己活着的时候可以看到伪科学的消失，因此它究竟会持续多久，对于今天活着的人来说就成为不必去估量的事情了。伪科学存在的主要原因，是因为按照严格的科学精神行事是一件很累的事情，而轻信某种超自然的东西去填补本人思想上的空虚则是毫不费力。

当今气功界必须以科学的态度对待气功，勇于历史担当，发扬科学精神，反对各种伪科学、伪气功抬头，在开展气功活动的同时，更要开展气功科学宣讲，引领气功朝着科学的轨道发展，唯此，才不辱使命。

反对迷信。中国从几千年的封建社会走来，传统文化也是精华与糟粕夹杂交织，人们务必引起高度的警觉，在习练气功的同时，也要坚决反对各种打着气功旗号的封建迷信活动。搞个人崇拜、痴迷气功的现象也是不可忽视的一种迷信活动，必须加以反对。

---

① 于光远. 同伪科学至少还要斗一百年. 南宁：广西人民出版社，2000：222.

众所周知，气功除了是练气的功夫外，也是练意的功夫。《鸡峰普济方》认为"意者气之使，意有所到则气到"。《气海拾零》说"达摩西来无一字，全凭心意练功夫"。《周易与中医学》指出，"从《周易》主客观同一性模式出发，经过训练，意是可以主导循行的"。中国古人的"半日读书半日静坐"方法，当代西方人的"冥想身心疗法"等，都与我们讲的气功意识活动有着密切的关系。而这种意识活动的确能够在一定程度上改变人的生理现象。"研究资料显示，意守劳宫穴3分钟后比意守前的皮肤点温度平均升高0.5℃"[①]。

气功练家子所谓的丹田是典型的气功具象思维意识活动的结果，人们通过内视物象这种意识活动，不断强化人体某个部位，进而在该部位结丹。丹田到底在人体哪个部位？不同练家有不同的说法。因为它实际上并没有，是通过意守这种气功意识活动练出来的，也可以说是运用意识活动的无中生有，即《老子》所谓的"无，名天地之始；有，名万物之母"，也就是说，天下万物生于有，有生于无。气功的最高境界便是实现调身、调心、调息的"三调合一"。三调是否合一，是气功修炼与一般体育锻炼的主要区别。中医气功学专家指出，"进入具象思维的意识状态，也就是进入三调合一的境界"，因为"具象思维与三调合一相通"[②]。一般练丹田功者，往往意念丹田达到一定的时间和强度，便有了丹田的气感，如热、胀、蠕动等感知觉，继续意守，丹田的感觉物象就会不断得到强化，进而形成一个较稳定的丹田物象，即

---

① 张广德. 健身气功意气形之我见 // 国家体育总局健身气功管理中心编. 健身气功知识荟萃（二）. 北京：人民体育出版社，2014：36.

② 刘天君，魏玉龙. 具象思维是三调合一境界的特征性意识活动 // 国家体育总局健身气功管理中心编. 健身气功知识荟萃（二）. 北京：人民体育出版社，2014：42.

心想事成以结丹。也许正因为有如此的客观事实存在，故而在一般的思维模式中，往往使一些人感觉到气功很神秘。

事实上，气功具象思维这种意识活动是气功修炼常有的做法，是辩证唯物主义哲学关于物质与意识相互作用转化的结果。马克思主义认为，意识是人脑的机能。因此，气功意识活动并没有颠覆马克思主义哲学，它是对马克思主义哲学的深刻运用。只要通过认真学习，深刻领会，气功是没有什么神秘可言的。

问题是，有的气功习练者盲目地一味追求气功意识活动的神奇功效，有的甚至无限放大这种意识活动的功效作用，因而痴迷气功，出现幻觉、幻视、幻听等现象。痴迷气功也是一种迷信，是迷信功法的表现。有的功法打着"信者有不信者无"的幌子，要求习练者心念师傅或在师傅肖像前练功，搞个人崇拜，这不是迷信又是什么呢？无论哪种形式的迷信，都不会因此带来有益于身心健康的练功效果，也不会有所谓的"长功力"，相反，还会因此带来一定的身心伤害。因为人一旦迷信到了一定程度而痴迷某个对象，必将成为迷信对象的奴隶，使自己的心灵被操控而失去自由。心灵失去自由会导致孤独、抑郁、恐惧、狂躁不安、神志恍惚、精神错乱等不良心理现象，也可能发生相应的生理病变，这比肉体失去自由更可怕，于个人、家庭、社会都是十分有害的，必须坚决反对。

传承文明。学界对气功是"中国传统文化的精华之一"[①]，是"中国古代文化宝库中的一颗璀璨的明珠"[②]的认识基本一致。尽管当今的医疗气功与健身气功作为一个概念的提出起见于20世纪90年代中期，

---

① 刘天君.中医气功学.北京：中国中医药出版社，2012：1.
② 李志庸.中国气功史.郑州：河南科学技术出版社，1988：1.

但它与传统气功有着割不断的渊源关系，它的科学内涵盘固着中华气功文明几千年的根。

　　据考究 ①，易筋经源于我国古代导引术，而导引则由原始社会的"巫舞"发展而来。可见，尽管"《易筋经》作者辨证" ② 尚有学术空间，但易筋经源远流长则为世人共识。国家体育总局健身气功管理中心组织创编力推的《健身气功·易筋经》是在传统"易筋经十二定势"动作的基础上改编而来。五禽戏是我国东汉名医华佗根据古代导引、吐纳之术，模仿动物虎、鹿、熊、猿、鸟的动作，结合人体脏腑、经络和气血功能创编的一套供人们祛病强身用的气功功法。《健身气功·五禽戏》则是在对传统五禽戏进行挖掘整理的基础上创编的。六字诀是一种以呼吸吐纳为主要手段的传统锻炼养生方法，由庄子《刻意》篇描述古人"吹呴呼吸、吐故纳新"的养生方法，至少可以追溯到我国古代先秦以前，而现存最早的六字诀文献则见于南北朝时期梁代陶弘景所著的《养性延命录》。《健身气功·六字诀》则是在对传统的各种六字诀功法与文献进行了大量整理与研究的基础上，结合现代社会的特点和全民健身的需要，创编的一套具有时代特征的健身功法。八段锦的演练图式，可以在长沙马王堆三号墓出土的《导引图》中找到近似"调理脾胃需单举""两手攀足固肾腰""左右开弓似射雕""背后七颠百病消"图式。南北朝时期陶弘景所著的《养性延命录》中也有类似的动作图式，如"顿踵三还"与"背后七颠百病消"动作相似，"左右挽弓势"与"左右开弓似射雕"动作相同，"左右单托天势"与"调理脾胃需单举"动作基本相同，"两手前筑势"与"攒拳怒目增气力"

---

① 国家体育总局健身气功管理中心编.健身气功.北京：人民体育出版社，2003.

② 周伟良.《易筋经》四珍本校释.北京：人民体育出版社，2011：2.

动作相同。这些都说明，八段锦与《导引图》和《养性延命录》有一定的关系，进而说明了八段锦有着悠久的历史文化内涵。至于八段锦的名称，最早则出现在南宋洪迈所著的《夷坚志》中："夜半时起坐，嘘吸按摩，行所谓八段锦。"《健身气功·八段锦》是在进行了大量文献、史料的考证与检索以及功法的挖掘整理工作基础上，先后收集了从南宋至今的立式八段锦64个版本，才得以完成雏形。其中的八段名称，基本上沿用了清末《新出保身图说·八段锦》中的"两手托天理三焦，左右开弓似射雕；调理脾胃需单举，五劳七伤往后瞧；摇头摆尾去心火，背后七颠百病消；攒拳怒目增气力，两手攀足固肾腰"仅在名称顺序上进行了微调。可见，健身气功承载着几千年的中华文明，所编排的一招一式，无论动作运用，还是音乐节奏，都充分融合了传统与现代的文明，给人以舒适和谐之美感。

如果说健身气功一开始是以满足全民健身和稳定社会需要为己任，那么到了今天，它更应承担起传承文明的历史使命。因为"健身气功管理中心自2001年成立以来，就担负着满足群众健身需求和维护社会稳定的双重使命，2006年起又承担起境外专项文化活动任务"[①]。2013年8月18日，首届国际健身气功科学论坛在美国纽约召开，比利时健身气功协会主席皮埃尔在论坛上报告："习练健身气功改变了比利时人看待中国的态度。"[②]这说明，气功在中国、世界各地传播给人们的不仅是一种疗疾健身的方法，而且也是中华文明的文化传承。

提升素质。气功一开始就是为了祛病健身养生而来，是我国古人

---

① 杨树安．明确发展目标 完善顶层设计 实现事业健康发展．健身气功，2015（2）：5．

② 李雪颖．首届国际健身气功科学论坛．健身气功，2013（5）：8．

自我调节身体机能以防病祛病常用的方法。《吕氏春秋·古乐》篇记载，尧舜时期，阴多滞伏而湛积，水道壅塞，不行其原，民气郁阏而滞着，筋骨瑟缩不达，故作为舞以宣导之。《黄帝内经》描述远古时代黄河流域湿气重，人们多患"痿厥寒热"疾病，预防、治疗这类疾病的有效方法也是采取"导引按跷"。相传大禹治水为防寒祛病，发明了一种叫"禹步"的气功锻炼方法，唐代著名医学家孙思邈的《千金翼方·禁经》对此做了介绍，说禹步"以三步作一闭气，则九步即三过闭气也"[①]。隋代太医令巢元方编著的《诸病源候论》通篇讲的是气功辨证，对不同的疾病提出不同的气功疗法，没有一剂药方。医药疗伤治病在隋朝已不是什么鲜为人知之事，作为一个太医令，为何对气功祛病情有独钟呢？可见气功祛病在当时的医疗状况下应该是颇有影响的。

事实上，一个人在缺医、无药、少食的环境下，面临最大的敌人可能就是疾病的入侵，而要抵御战胜这个敌人，全要靠我们自己。气功锻炼以练气养气为主，旨在降低消耗储能保身，是身体机能自我调节应对环境战胜疾病的一种有效方法。

气功的祛病康复、强身健体功效显著，对人体一些疾病，尤其是一些中老年人的慢性疾病，都有很好的康复效果，能够有效改善人们的身心健康状况。中国香港九龙医院高级职业治疗师、康复治疗学博士吴显波在首届国际健身气功科学论坛上所作的"健身气功对于肺疾病康复疗效研究"，论证了健身气功可能是重要的肺康复训练方法或补充训练方法，认为"3个月以上的健身气功持续锻炼，能帮助慢性阻塞性肺病患者减轻气流阻塞，提高运动能力，建议肺疾病患者可以从六

---

① 崔乐泉. 中国古代体育文化源流. 贵阳：贵州民族出版社，2011：17，53.

字诀和八段锦开始练习。"①2020年初突如其来的新冠病毒，中国及时应对，迅速建立起来的方舱医院，也积极引领新冠病毒患者习练八段锦作为辅助疗法进行康复训练，设立在湖南的中国健身气功科研基地积极响应抗疫号召，研发了抗新冠"壮内强肺法"，由"新湖南"等媒体推出，为全民抗疫宅家锻炼、提高自身免疫力、增强自身抵抗力丰富了内容，产生了良好的社会影响。

实践证明，气功锻炼不仅能增强生理健康，而且由于气功独特的调心功效，还能够对习练者的心理健康产生明显的影响。如，习练《健身气功·易筋经》所述功法"能有效提高中老年人机体的柔软性、平衡性、肌肉的力量，以及形体活动的灵敏性与准确性，并且对机体的呼吸机能有一定的增强作用"，对心理健康也有很好的调节作用，"尤其对抑郁、睡眠饮食的调节效果明显"②。习练《健身气功·五禽戏》所述功法"对改善中老年人骨代谢紊乱，防止骨质疏松症有明显作用""可以增强神经系统和肌肉系统的协调功能""可以帮助练功者调节精神情志和心理状态，缓解精神紧张，减轻心理压力，保持健康的心理状态"③。习练《健身气功·六字诀》所述功法"对习练人群循环、呼吸、平衡功能方面的生理机能具有积极作用，并且有助于提高习练人群身体素质和运动能力""对中老年人的心理状态有着积极的影响作用"④。习练《健身气功·八段锦》所述功法可以提高中老年人的快速反

---

① 李雪颖.首届国际健身气功科学论坛.健身气功，2013（5）：8.

② 国家体育总局健身气功管理中心编.四种健身气功健身效果研究.北京：人民体育出版社，2007：20，54.

③ 国家体育总局健身气功管理中心编.四种健身气功健身效果研究.北京：人民体育出版社，2007：28，66.

④ 国家体育总局健身气功管理中心编.四种健身气功健身效果研究.北京：人民体育出版社，2007：36，72.

应能力和快速操作能力，提高肌肉的力量和柔软性及平衡能力和协调能力，总之，可以有效改善生理机能，提高身体运动素质，增强"人的体质"，改善"焦虑""精力""自尊"等心理健康状况，从而发挥其"调心"[①]功效。

人们进行气功锻炼时，需要进入气功态，做到平心静气、全身放松、呼吸舒缓、大脑安谧，使身心处于一种松静的状态，那样可以直接作用于中枢神经和自主神经系统，缓冲不良情绪对大脑的刺激，降低大脑的应急性反应，从而维持人体内环境的相对稳定，达到抵御外邪、祛病强身的目的，即《黄帝内经》上所说的"恬淡虚无，真气从之，精神内守，病安从来"？因而气功在提高人们的身体健康水平的同时，也提高人们心理健康水平。

可见，气功是一种科学有效的锻炼方式，有益于人们身心健康，坚持习练，可以帮助人们提高自身的身体素质和心理素质。

气功修身养性有利于提升人们道德文化素质。气功在中国哲学"天人合一""阴阳和合""生命整体"等理念支撑下，其最高境界是要实现调身、调心、调息的内在统一，即当今气功界常说的"三调合一"境界。而这种境界的修炼，与人们修身养性涵养道德是分不开的。气功练家十分强调"功德双修"[②]，讲究德高才能功深，并且认为"练功不修德，必定要着魔"[③]。气功的修德要求固然也有许多方面，但在我们看

---

① 国家体育总局健身气功管理中心编．四种健身气功健身效果研究．北京：人民体育出版社，2007：43，80．

② 唐光斌．首柱养生功．长沙：湖南科学技术出版社，2014：164．

③ 陈默．谈谈健身气功在全民健身中的价值．中州体育·少林与太极，2014（1）．

来，其最大的德性，至少包含生德与和德两大方面，围绕这两个方面修炼，可谓践行了大德。

"生"为天下最大的德。生死问题是最大的哲学问题，气功"并不探究人的生前，也不探究人的死后，而是探究人的生死之间的问题"[1]。从生命哲学意义上讲，气功的修炼方法也是帮助人们提升生活品质的学问，其健身理念与实践，无疑是一种德行，践行了中国古人所谓的生生之大德。

在中国传统文化中，是"以生为核心"[2]的，"生"被认为是至高无上的大德，即所谓的"天乃生生之大德"。因而儒家以仁爱为核心，高扬生命旋律；释家以杀生为罪孽，主张普度众生；道家以长生为追求，提倡性命双修。即便是在现代社会，仍然以剥夺他人生命为最大伤害原则而要求受到伦理审判和法律制裁，法律则以故意杀人为重罪进行惩处。可见，无论古代还是现代，都是给人以生为最大的德性评判标准。习练气功祛病健身以延年益寿，既是给人以生的一种健身养生修炼方法，也是给人以生这种德性修炼的具体操作实践，是一种德行的体现。

"和"为古今德行之追求。古人讲"和实生物"，常言道"和气生财"，当今社会发展提倡和谐建设，在我们看来，这也是大的德行。因为无论生"物"还是生"财"，均以生为本，而和谐建设重在发展，发展的本质也是生，因而"和"也是生生之大德的又一种表达。就自然而言，"和"可生物，"和"可使物生而又生，使万物生生

---

[1] 唐光斌. 首柱养生功. 长沙：湖南科学技术出版社，2014：1.

[2] 黄滨，王兴龙，高俊. 中国传统文化生命哲学探析. 南京体育学院学报，2014（5）.

不息，即《老子》所谓的"道生一，一生二，二生三，三生万物"。就社会而言，"和"可使社会稳定，"和"可使社会发展，就人体生命而言，"和"可使人心情平静，"和"可使人际关系和谐。气功最高境界体现的也是"三调合一"的和谐之美，其排除杂念、心平气和、身心愉悦，尽管其论为专心练功的操作方法，然而，这种操作方法一旦形成习惯，就会成为人们的一种生活需要，人们在现实生活中也就不容易患得患失，恩怨纠结而劳神积闷成疾，而是会以一颗平常心待人接物，与人为善，陶冶情操，乐天下之乐而乐之，分享健康欢乐给人们，进而建立良好的人我群己关系，使人们在和谐中发展，生命在和谐中提升。

值得一提的是气功外气疗疾说。尽管外气说学界还持有不同看法，但持外气说者也不是空穴来风。《中国医学气功学会推荐功法》①指出：《晋书》中幸灵以外气治病的案例，可能是外气疗法最早的记载。书曰："幸灵者，豫章建昌人也……又吕猗母皇氏得痿痹病十有余年。灵疗之，去皇氏数尺而坐，瞑目寂然。有顷，顾谓猗曰：扶夫人令起。猗曰：老人得病累年，奈何可仓促起耶？灵曰：但试扶起。于是两人夹持以立。少选，灵又令去扶，即能自行，由此遂愈。"古人没有明确提出外气的概念，但也有如古人称导引即对应我们当今所说的气功一样，古人所谓的布气，也与我们当今所谓的外气相对应。如道教文献《嵩山太无先生气经》《幻真先生服内元炁诀》中就有"布气诀"，其曰："夫用气与人疗疾，先须依前人五脏所患之疾，取方面之气，布入前人身中，令病者面其方，息心静虑，此与补气，令其自愈，亦咽气息念求除也，自然邪气永绝。"据考究，古文献出现"布气"，或始见

① 黄健．中国医学气功学会推荐功法．北京：中国中医药出版社，2019：12．

于宋代文学家、养生家苏轼在《东坡志林》中的记载："学道养气者，至足之余，能以气与人，都下道士李若之能之。谓之'布气'。吾中子迨，少羸多疾，若之相对坐，为布气，迨闻腹中如初日所照，温温也。"[①] 我们的导引排石，是基于中国气文化背景下运用气的性质功能化解人体内结石的理论与实践。历时30余年的实践表明，它是一种无须药物试剂相助，更无须医疗手术取石的纯导引保肝胆排石方法。其中涉及的能量场及其意识导引，既是对生命信息的把握与运用，亦是对"外气"的一种运用。

---

① 黄健. 中国医学气功学会推荐功法. 北京：中国中医药出版社，2019：12.

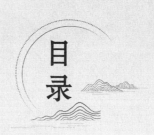

目录

① 中国气文化概论

中国气文化博大精深。在中国文化长河中，与气有关的成语，可谓是随口道来。如气壮山河、气贯长虹、气势磅礴、气象万千、气宇轩昂、气喘吁吁、气急败坏、意气风发、浩气凛然、朝气蓬勃、神气十足、血气方刚、牛气冲天、忍气吞声、心平气和、理直气壮、财大气粗、天高气清、趾高气扬、心高气傲、心浮气躁、一鼓作气、珠光宝气、回肠荡气、垂头丧气、低声下气、唉声叹气、歪风邪气，等等。每一成语，都不是空穴来风，都赋予了其应有的文化内涵。只有从哲学层面上探究其本本根本原，才不至于出现那种『瞎子摸象』的片面认识，才可以较好地把握它、运用它，以此造福人类。

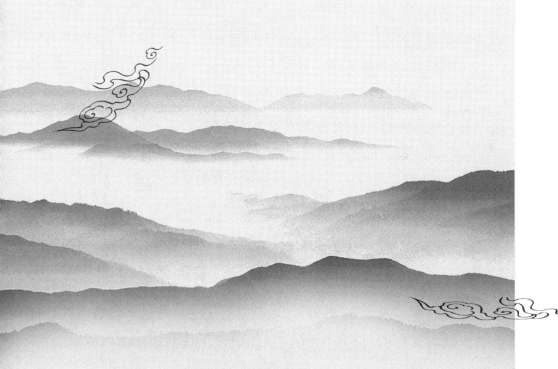

气，在中国气文化中其大无外其小无内，构成了天地万物的不同形态。它无处不在，天地万物之间及其内部皆有气。人体作为天地万物之一，人与万物之间有气，人与人之间有气，人体自身内部也有气。人身之气有内外层级之别，关于这一点，将在后续做进一步专题介绍。按照中国哲学气本论观点，万物源于气，气则成了天地万物的本原性存在。因此，在中国传统文化中，将天地人列为三才，从而演绎了一部波澜壮阔的中国气文化。

文化，必然是指人的文化，是以人化文和以文化人的内在统一。这就好比未有人迹的茫茫沙漠，原本是谈不上文化的。但当人们在沙漠里发现一口枯井，尽管未能遇见一人，却可从枯井推导此地曾经有过人类文明，进而推导出沙漠文化的概念。月球原本也是没有文化的，但自有人类登上月球之后，便有了月球文化。因而我们讲中国气文化，固然少不了气这一基本元素，但一定也是与人有关的一种气文化。我们讲中国气文化，首当其冲的便要了解气及其渊源关系，知晓气在人们心目中的地位作用。在中国古人看来，天地乾坤，人居中央，天大地大人亦大。依此演绎，我们就来考察一下天地万物及人体之气。

1.1 问世间气为何物

在中国气文化中，气作为一个哲学概念立论，便不难理解以世界万物源于气的理念来认知世界。但作为现代科学概念的气，尽管已有"粒子""红外""微波"等说法，却远远没有揭开"气"之谜底，许多气文化现象还不能用现代科学去认识、去解读。比如说，我们运用中国气文化的气化解排出的肝胆结石，不依赖医疗手术药物和任何辅助饮食，肝胆结石患者维持原有的正常生活，我们便能将其肝胆结石通过一种特殊的气运技术手段导引排出体外，尤其是肝内胆管结石这一世界性医学难题，在我们这里运用的导引排石方法，排石率可高达98%，这已经是经过多次反复实践证明了其客观存在的事实。但对这一客观存在的现象用现有的科学知识目前尚不能给出一个足以令人折服的解释。

研究宇宙自然、人类社会，包括研究人自身及其思维等，未知领域远远大于已知领域，决不能仅凭个人便轻易臆断否定其存在性。事实上，对人体生命科学的研究，也还存在着许多未知因素。

我们知道，但凡影响深远的科学家，他们固然有着严谨的科学思维，但他们也运用哲学思维进行推演，从而站位更高，视域更宽，判断更准。如苏格拉底、亚里士多德、毕达哥拉斯、老子等，他们既是大科学家，同时也是大哲学家，他们不仅不迷信鬼神，也不迷信科学。科学就是求真务实，不断追求真理。科学发展到了今天，也已经遇到了一些瓶颈，更加需要哲学的指导。

那么，气到底是什么呢？

气，无论在东方还是西方，均曾被赋予了其化生万物的哲学意蕴。气，被认为是世界万物的本原性存在，古已有之。

在西方，继古希腊哲学家泰勒斯（约公元前624—前547）提出"水是万物形成的本原"之后，其学生阿那克西曼德（约公元前610—前546）也提出了万物的本原是"无定形"，认为"无定形"是一种比水稀薄比气浓厚的物质的东西。阿那克西美尼（约公元前 585—前 525）是阿那克西曼德的学生，在继承他的老师阿那克西曼德提出的万物本原是"无定形"之后，则直接提出气是万物的本原。在阿那克西美尼看来，气包围着整个世界，一切都由气形成，人的灵魂也是气形成的。

在古老的东方中国，《老子》论道"恍兮忽兮"，其实也是一种无定形的东西。《管子》诠释《老子》的这种"恍兮忽兮"之"道"为"精"，至于这种"精"是什么的问题，其实也就是一种气，是一种精气，即《管子》所云"精也者，气之精者也"。《老子》"道生一，一生二，二生三，三生万物"给出了道是万物的本原的命题，《管子》则在"道"即"气"的基础上，直接提出气是万物的本原，即《管子》所谓的"凡物之精，比（合）则为生，下生五谷，上为列星"，认为天下五谷万物，天上日月星辰，无一不是由精微物质——气所化生而来，人作为万物之一，也不例外由气所化生。即《管子》所云"凡人之生也，天出其精，地出其形，合此以为人"。而且在《管子》那里，人的精神、智慧也被认为是由"道"或"精气"构成。"道"或"精气"居住到人的形体中（"心"中），就产生人的精神、智慧，即所谓的"气道（通）乃生，生乃思，思乃知，知乃止矣"。也就是说，这种"精气"一旦与人的形体通达了，就会产生旺盛的生命力，从而产生人的思想、知识、智慧，有智慧的人，才堪称人生境界的顶峰。随后，关于气是万物的本原的论述，更是层出不穷，直到明清时期的一些哲学家，仍持这一哲学观点。北京大学哲学系主编的《中国哲学史》，对先秦的老子、管子，到汉唐的王充、柳宗元，再到宋元明清的张载、戴震等的气一元论思想，都有着清晰的梳理记载解读。

魏用中立足现代科学，以其独特的视角，较详细地考究了气"是精微物质，是基本能量，是广谱信息"[①]。

　　气是精微物质。在魏氏看来，气是物质的最细小的状态，小到不能再小的程度，也就是说小到"无内"，即小到里面几乎什么也没有。关于这一点，魏氏还考究了屈原《楚辞·远游》相关论述并加以说明。《楚辞·远游》曰："见王子而宿之兮，审一气之和德。曰道可授兮，而不可传。其小无内兮，其大无垠。"魏氏因此解释说，周朝有一位名叫王乔的皇太子，后来成为有名的气功大师。屈原被流放的时候，有幸见到了王乔并与王乔住在了一起，成了王乔的"入室弟子"。王乔和屈原师生二人住在一起时研习混元一气的中和品德，王乔告诉屈原说："关于气的道理我可以传授给你，但不可外传。气乃是至小无内，至大无边的。"[②]

　　气是基本能量。《人本食气》指出："现代科学所指的宇宙辐射，就像瑜伽的普拉那（Prana，或译为版纳），或是中国人所谈的'气'，都是一种生命能量。"[③]气作为一种能量，到底有多基本呢？魏氏为此对能量进行一番考究。在魏氏看来，能量一词首先由英国物理学家托马斯·杨提出，在其后的科学发展中不断得到深化、普及。1644年笛卡尔首先在《哲学原理》阐述了能量守恒转化思想，说的是能量既不会创生也不会消失，只能从一个地方转移到

① 魏用中.哲学·科学与气文化：健身气功新理念.长春：吉林大学出版社，2006：224.

② 魏用中.哲学·科学与气文化：健身气功新理念.长春：吉林大学出版社，2006：196.

③ 希尔顿·和特码.人本食气.白蓝，译.台北：橡实文化出版社，2015：170.

另一个地方，或从一种形式转化为另一种形式。作为一个物理学定律，首先由德国医生迈尔于1842年提出，但当时并没有得到重视。后来，经过其他几位科学家的数学计算和物理实验，尤其是焦耳对热功当量的反复检测实验，大约在1850年，物理学家才普遍相信，自然界中的一切物质都具有能量，并在不同的物质之间传递，以不同的形式转化，在传递和转化的过程中，总能量守恒。这种能量守恒，本质上即是指能量无论怎样传递转化，在总的体系中是保持平衡的。而这，类似中国传统文化所论天下无处不阴阳，而阴阳总体上也是保持平衡的，一旦某种局部的阴阳环境平衡被打破，又会在新的环境中建立新的阴阳，并保持一种新的阴阳平衡，但总体的阴阳，仍处于平衡状态。

能量是物质的本质属性。也就是说，凡物质，均有能量，物质内部存在能量，物质与物质之间传递能量。如恩斯特·迈尔就曾发现，人从欧洲大陆到热带地区后，体内的静脉血比在欧洲时更红了，他认为那是由于在热带维持体温需要较少热量所致，因而人体内的氧化反应所释放的能量也相应减少，致使多余的氧留在了静脉血管里导致血液更红。又如布朗运动，即是分子热运动的动能所致。与此相近的还有分子势能即分子间的引力和斥力之间的转化。分子的动能和势能，一般合称为物体的内能，即内部能量。人也是万物之一，说穿了，其本质上也是物体，也是能量的聚合体。内能的确立，我们也就不难理解中国传统武术所谓的武学内功、气功内气了。根据辩证法原理，有内必有外，由此逻辑推演也就不难理解气功的外气存在。事实上，我们的导引排石法，不仅要用到结石患者的内气，也要用到施术者的外气，即施术者的内气外放。

至此，我们来分析一下气作为一种基本能量，到底有多基本。众所周知，一般而言，物质存在着固态、液态和气态，且三态之间在一定的条件下可以转化。气态物质分子较活跃，能量较高；固态物质分子相对稳定，能量较低。同一物质的转化实际上也就是能量的转化。一般而言，从高能态到低能态的转化，释放能量，从低能态到高能态的转化吸收能量。比如，水蒸气凝固为水、水凝固为冰，是释放能量的过程，反之，冰溶解为水，水气化为水蒸气，则是吸收能力的过程。但物质三态，也仅仅只是普遍意义上的三态。事实上，固态以下还存在着超固态，比如说，中子星、白矮星、红矮星、黑矮星、黑洞，就是超固态。气态以上，也还存在着等离子态，太阳内部就是等离子态，目前尚未被完全认识的超新星以及类星体也是等离子态。所谓的等离子态，就是阳离子与阴离子数目、能量相等。等离子也是宇宙正反粒子相对应的表现。但是，我们已经知道，迄今所发现的正反粒子，都并不"基本"。而气作为至小无内的存在，则可以认为是最基本的存在，故而说，气是最基本的能量。当然，这也仅仅只是依据中国气文化发展的逻辑推演，有待科学的进一步证明。我们相信，随着中国气文化一些现象的不断展现，必将引起更多科学家去关注气、研究气，总有一天会揭开气的本质存在。

气是广谱信息。 魏氏所谓的气是广谱信息，无非是说气以一种信息的存在，有着广延性，即无处不有。魏氏认为，信息作为一个概念的提出，早见于19世纪末奥地利物理学家玻尔兹曼在热力学研究中作为与熵对应的关系提到，但直到20世纪中叶后随着通信技术的发展与进步才算真正对信息科学有了较明晰的认识。信息论的诞生，则以 1848 年美国数学家香农发表"通信的数学理论"为标志，由此人类进入了信息时代。

然而，到目前也没有一个权威性的信息定义。在香农看来，信息是不确定性的减少或消除。这里的"不确定性"，也可以理解为"未知性"。比如说，我们对于一个陌生人，起初是不了解的，也就是说，陌生人有许多不确定性因素，我们未知的因素，但随着交往与交流的不断加深，我们对陌生人的不确定性因素就会不断减少或消除，或者说，未知的因素就会越来越少乃至消除，这其中就是信息的交流互换所得。不仅人与人之间存在着信息交换减少不确定性，动物也是一样。我们曾对着一只名叫"花花"的宠物犬说："你真香！真好看！"结果它便紧挨着我们摇尾巴示好，接着做了一个非常可爱的动作：仰卧着四脚朝天露出肚皮，任由我们抚摸着它，却丝毫没有戒备，感觉它似乎是非常享受。还有一只名叫"六六"的宠物猫，每当听到古琴声时，它就显得非常安逸，尽可能地睡在靠近弹奏古琴者的地方一动也不动，有时还会趴在弹琴人的大腿上安然自得。这些，其实也是人与动物之间的信息交换，致使它们感知到了人对它们友好的表现。据说动物主动把自己肚皮露给你是对你的十分信任。又比如我们常听说的"蚂蚁搬家蛇过道，大雨不久就来到"，其实也是一种信息的传递效应，是大自然发出的即将下雨的信息被动物感知所致。

奥地利物理学家薛定谔在《生命是什么》一书中说："有机体就是依赖负熵为生的，或者，更确切地说，新陈代谢中的本质的东西，乃是有机体成功地消除了当它自身活着的时候不得不产生的全部的熵。"① 在薛定谔看来，生命就是获得信息即负熵，消除熵。比如众所周知的老鼠，其繁殖能力惊人，人类常因鼠害而捕杀甚至投毒灭杀，但为什么灭不绝呢？据说老鼠临死时会通过一种叫声或动作发出信息警示，以此警告其他老鼠，避免种群遇难灭绝。这是动物为种群延续在传递着一种特有的信息，其他老鼠正是凭借这种死亡信息（熵）的排出，消除这种熵，才得以幸免于难。

信息也是广泛存在于世间万物之中，不仅动物有信息，植物也有信息，不仅有机物有信息，无机物也有信息。云南西双版纳植物园里就有一种"跳舞草"，你对着它唱歌，它就会摆动枝叶跳起舞来。又如音乐信息（熵）的传递，国外有科学家做过一个对着植物播放不同音乐产生不同效果的实验，即在两个房间放置同样的植物，但播放不同的音乐，在一个房间播放恐怖音乐，在另一个房间播放轻松舒适的音乐，结果常听恐怖音乐的植物很快就死了，而常听轻松舒适音乐的植物却生长茂盛。这里报告一项我们亲身经历过的动听的音乐与和谐的气场有助于鲜花盛开的事例：2021 年 5 月 30 日，春草堂古琴馆佩兰堂在辰溪大西书院做古琴雅集，为美化装饰雅集现场，5 月 29 日夜晚 10 点来钟，人工采摘了 4 枝均含苞待放的玉兰花，其中 3 枝于 5 月 30 日上午 9 点多钟安插在古琴雅集现场花瓶里，另一枝则安插在远离古琴雅集现场百里之外的家中一个花瓶里。结果，安插在古琴雅集现场花瓶里的 3 枝含苞待放的玉兰花，在短短一个多小时的古琴演奏现场，竟

---

① 魏用中.哲学·科学与气文化：健身气功新理念.长春：吉林大学出版社，2006：214.

绽放成了美丽的花朵，而另一枝远离古琴雅集现场在家中花瓶里的含苞待放的玉兰花，直到 5 月 31 日下午，仍然处于含苞待放的状态。据说这一现象，也曾运用于动物的饲养实验获得可喜效果。据报道，有人用美妙的音乐"对牛弹琴"，不仅牛的免疫力增强了，不易生病，而且相比没有"对牛弹琴"的牛，"对牛弹琴"的牛的肉质更加鲜美可口。

事实上，作为高级动物的人类，信息的加工和传递在其思维、意识领域里表现更加突出，一个人往往可能因为与之相关联的人的一个动作、一句话语、一个眼神等，激起情绪的波动。俗话说的"一朝被蛇咬，十年怕井绳"，说的就是被蛇咬过的人，在其生命信息里留下了被蛇咬的那种恐惧痛苦之熵，即使是一条卷曲的井绳可能也会被误认为是蛇而保持着高度的警觉，甚至被井绳惊吓得暴跳惊叫起来，这也是一种排出恐惧痛苦的信息（熵），即消除熵的现象。

美国生物学家阿尔弗雷德·古德曼·吉尔曼和马丁·罗德贝尔对生命体内信息传导研究发现，每一个细胞都有接收和发射信息两种功能。吉尔曼和罗德贝尔为此于 1994 年获诺贝尔生理学或医学奖。我们的排石方法所使用的导引，也有相应信息的发送与接收，进而建立关联，产生传导效应。而这种导引所运用的"气"，不仅是一种物质，也是一种能量，还是一种信息。因此，从某种意义上说，过去师父收徒传功夫讲"真传"一句话，一点儿也不假。正如《山海经》所云："达摩西来无一字，全凭心意用功夫。"心意是什么呢？在气功而言，就是意念。因而你意念的物景，无论有多远，一念即到。意念能产生一种念力，一种波，我们称之为意念波。意念波与无线电波一样有一定的波长频率。关系亲密者之间，意念波的波长和频率相近，易于接受传递信息。故而常有"心心相印""心有灵犀一点通"之说。气功练家子运用意识是常有的做法，练功进入气功态，可任凭需要，意念宇宙自然一切信息。如温暖的太阳，和煦的晚风，美丽的彩霞，宜人的景色，等等。气功信息的传递，往往也可能不以人的意志为转移，也就是说，当你进入气功态时，宇宙中的信息，可能不经意地就进入到你的意识层面，使你看到往常看不到、听不见的东西，或者常人看不到、听不见的东西。一旦出现这种场景，我们称之为功中景观，大可不必惊慌，要有一颗平常心相待处之。也就是说，只要它不是我们预设想要的功中景观，采取"来者不拒，去者不留"的心态，如此则"见怪不怪，其怪自败"。当然，气功训练，一般是有一定的目的性的，比如我们排石意念"结石粉碎""排入肠道"等，又如去肿瘤意念"包绕""剁烂""化散"等，则是目的性较强的气功意识活动。而这种意识活动要形成一种意念力，正是气功练家子日积月累的修炼所为。

值得一提的是，魏氏通过对气的研究认为，气的物质、能量、信息三种形式不是孤立存在的，而是统一的，统一于无限宇宙的能量场，其本质是能量，是以能量为核心内容的物质、能量、信息三者的统一。比如，人在催眠状态下将白开水假做糖水喝下去后，可检测到其血糖指数真的会升高。这说明物质、能量、信息三者不会绝对地单独存在，而是一损俱损，一荣俱荣，互不可分。但是，就气的本质而言，不单纯是物质，物质也不是气的本质，因而不能用物质的性能或性能的变化来证明气的存在，也就是说，那种装腔作势发外气使物质发生位移的做法是徒劳的，也是自欺欺人的做法。

1979 年，顾涵森教授首次用科学仪器检测外气时，除了检测到外气的热辐射、电磁波、静电、次声波等物理效应外，也只是外气含有某种微粒流，并未确切地说是哪种基本粒子。但是，气又确有某些物理效应，只不过，目前的科学手段还不能更全面更精确地观测气的其他物理效应而已。可见，气的物质性很特殊，对于全部物质科学来说都是如此。因此，说气具有物质性这应该毫无疑问，若说气的本质是物质却没有根据。

气并不直接组成物质。一般形态的所有可见物，在传统的气文化看来，都是气化的产物，"气之客形尔"，即气的表现。这种表现只是气长期集聚、演化的结果，经历了几亿年乃至几十亿年的漫长时间，并非直接地组成物质。因此，这样的观点也就很难得到科学证实。正如大陆漂移说、星云说很难得到科学证实，迄今还是科学假说一样。这一气化学说、气化理论，揭示了世界物质现象演变的内在联系，它只是说明，气是物质的本质，而决不能反过来说物质是气的本质。

魏氏认为，正因为物质不是气的本质，所以，一些企图用通常物质的性能或性能的变化来证明气的做法，就是毫不足取的，甚至是十分可笑的。譬如，有的不信气功的人很会"叫板"，他说："眼见为实，我在这儿放一根羽毛，你来发气，它要是动一点点，那就说明你能发出气来，有功夫；要是这根羽毛动不了，那就说明你不会发气，是骗人。"有的相信气功的人还真要较这个劲儿，非得让羽毛这类东西动一动不可，其结果自然是败下阵来。因为气是没有一般物体的大小形状的，所以，气的运行不同于任何刚体物质的运动，气与他物的作用也不同于任何两个刚体之间的相互作用。不过，也有的"气功大师"曾经大获全胜，取得过一时的轰动效应。比如，在做"气功"表演时，表演者隔十来米远的距离发气，把一支花瓶给推到了。原来，他事先在花瓶上拴了一条观众看不到的细线，他装着发气的同时，花瓶让别人给拽倒的。当然，这类小把戏只能骗人一时，却大大败坏了气功的名声。一旦这样的假货、水货、冒牌货充斥于气功界，真的特异功能也就往往因此而招来非议。因为，假作真时真亦假，人们分不清谁是真谁是假了。

此外，魏氏也认为，就气的内在活动而言，气的本质也不单纯是心理。他因此以欧洲一位女心理学家智取杀人狂的故事加以说明。有一位杀人狂设计追求女子成婚，然后每到一定时间就把妻子杀死。欧洲一位女心理学家已经是他的第四个妻子，当丈夫告知她过一会儿将被杀死时，她很镇静地说，我们夫妻一场，最后喝一次酒吧，他答应了。就在他以前杀人的那间地下室里，酒至半酣时，她站起身来，厉声说道："我已经在你的酒里投下毒药，毒性已经在你身上开始发作。现在，你的胳膊抬不起来了！你浑身没有力气了！你一点力气也没有了！你坐都坐不稳了！你快倒下了！你丧失知觉了！你快死了！你快死了！"结果，杀人狂反被女心理学家制死，但酒里根本没有毒药。在魏氏看来，其实这也不仅仅只是一种心理效应，其中同样隐含着一些相关能量信息。在女心理学家语言导引下，杀人狂收到了毒酒上身导致他将必死的信息，导致毒酒能量在其体内发生效应致死。这也是信息刺激导致物质变化的结果，其中能量起到了决定作用。

心理导引可以导致不同生理功能和生理效应。传说中国古时候有一位老太太，生了两个女儿，大女儿嫁给了卖伞的，二女儿嫁给了染布的。两个女儿出嫁后，老太太总是忧心忡忡，身体也一天天垮下来。为什么呢？因为每逢下雨天，她就担心二女儿的染布生意不好做，晴天又担心大女儿的伞卖不出去。故而老太太没有一天好心情，逢人便说自己的苦衷。但当有人告诉她应该为晴天雨天都有一个女儿在开张做生意，应该庆幸自己不是命苦而是好时，她豁然开朗，一改往日的愁容，天天有了好心情，身体也便一天天好了起来。有心理学家把类似这位老太太两种不同的心理态势叫作"弊导思维"和"利导思维"。生理学家对心理学家关于"弊导思维"和"利导思维"两种不同思维进行了测试，结果发现：

在"弊导思维"引导下，如心情极度紧张、愤怒时，去甲肾上腺素的分泌可以比安静时多 100 多倍。去甲肾上腺素有剧毒，毒性仅次于毒蛇分泌的毒汁，它可以使血管收缩、血压升高、血流受阻，从而导致血栓、心肌梗死等心脑血管疾病。

在"利导思维"引导下，脑内吗啡分泌的种类、数量均明显增加。脑内吗啡可使细胞活跃，并有免疫、抗癌等作用，其中有一种作用最强的脑β-内啡肽，具有很强的镇痛效力，是麻醉药吗啡的 5～6 倍，且无成瘾（由此也就可以开拓气功戒毒新领地）。由此可知，像"先天气，后天气，得之者，常似醉"这样的古代练功人的经验之谈，也是有着现代心理学、生理学的科学依据的。这很可能就是由于在气功修炼时，加强了诸如脑内吗啡这种内分泌的功能而带来的一种情境体验。

"弊导思维"和"利导思维"都是内在信息的一种引导作用，引起了不同的生理物质变化，而发生这一变化的核心原因，在于人体内在的心理和生理功能，属于气作为生命动力的功能。

尽管人对气的运用离不开心理，但是，气本身完全不同于心理，心理是主观的东西，气是客观的东西，二者有着天壤之别，所以我们说，把心理当作气的本质是极为荒谬的。心理不会凭空产生，归根到底，是人对外界物质、能量、信息一体化存在的感知的结果。而气在人体之内、之外的客观存在，本质上都正是物质、能量、信息的一体化存在。因此，气的存在与人本身以及整个外部世界的存在是一回事。因而魏氏总结指出："有史至今中国人所说的气，本质上就是天地人的统一，就是精气神的统一，用现代科学的语言说，就是以能量为核心内容的物质、能量、信息的统一。"[①]气功习练者，只要按照正确的修炼方法，练功过后，往往是神清气爽，爽心悦目，心情舒畅，为什么呢？这其实也是运用气的使然，因为在练功的过程中，人与周遭环境信息交流顺畅，相融相通，形成了一个和谐的高于人体自身能量的能量场，使身心处于一种健康向上的态势。这种态势的存在，是有益于健康的。

气，在中医学里举足轻重，正如明代著名医家张景岳所说，"行医不识气，治病从何据"[②]。气被认为是维持人体生命的精微物质。中医学对气是这样定义的：气是人体内活力很强、运行不息

---

① 魏用中.哲学·科学与气文化：健身气功新理念.长春：吉林大学出版社，2006：245.

② 张海波.《黄帝内经》的中医气功内容、价值与地位探讨.中国医学气功学会第六届会员代表大会暨学术年会论文集，2019：135.

15

1. 中国气文化概论

的极精微的物质，是构成人体和维持人体生命活动的最基本物质之一。

中医学对气的这一定义表明，气具有 3 种性质，即物质性、运动性、功能性。

物质性——气是构成人体的最基本物质。正如庄子所说："人之生，气之聚也。"

运动性——气是人体内具有很强活力、不断运动的精微物质。

功能性——气是维持人体生命活动的最基本物质。

从阴阳的角度来看，气属阳，血属阴，气是相对运动的，血是相对静止的。所以，对人体而言，保持气血通畅（即气和血的动态平衡），也就是使身体的动静达到一种相对平衡的状态，在这一状态下，人体各脏腑功能协调，精力充沛，病邪难以入侵，即所谓"正气存内，邪不可干"。

气和人体脏腑之间的关系密不可分。

肺为气之主——司呼吸，肺吸入清气参与宗气的生成。

脾胃为生气之源——饮食物的消化吸收，由脾的运化和胃的受纳共同完成。

肾为生气之根——肾藏先天之精，化生先天之气（元气），为气之根本。

由于气具有运动性，所以气在人身体中也不是静止的，而是以升、降、出、入 4 种运动形式存在，在中医学里，把气的运动，称为气机。

升——气自下而上，降——气自上而下，出——气由内向外，入——气由外向内。

气通过运动，在人体可以布散至全身，运行精血津液，濡养全身，使全身各脏腑组织功能相互联系、协调，实现人与自然环境之间的适应和联系。

但如果气的运动受阻，也就是气机失调，那么，我们的身体就会出现各种不舒服的症状。如，闷、胀、痛，或内脏下垂等不同症状。

气在人体的功能主要有以下几个作用。

第一，推动作用。它可以推动人体的生长发育，各组织器官的功能活动以及营养物质的分配。

第二，温养作用。也就是说，气通过运动可以产生热量，温暖全身，营养全身。

第三，防御作用。气可以护卫全身，防止病邪入侵。

第四，固摄作用。气具有保护机体，防止体内营养物质流失的作用。

第五，气化作用。在气的作用下，体内的精微物质之间可以发生相互转换。

气，在气功学里，不仅包括呼吸之气，也包括体内营卫等气，还包括练气功意识活动所积聚的能量。在中国古人看来，气是物质之精华或人体之真气。如《管子》说"凡物之精，比则为生，下生五谷，上为列星；流于天地之间，谓之鬼神；藏于胸中，谓之圣人，是故名气"。《灵枢》则说"真气者，所受于天与谷气并而充身者也"。显然，前者所论之气太宽泛，后者所论之气又太狭窄。这里，中国道家为便于区别理解，用"炁"代表"气"，因而将气功叫作炁功，这对于开启人们的思维空间不能不说是一种有益的尝试。胡孚琛在其《道学通论》中指出："我们推测，先天一炁是宇宙大爆炸之前的初始信息，是时间和空间未展开的宇宙模本，是自然界最根本的节律。"在余强军、胡孚琛[①]看来，"炁"字下面的四点是火的假借，无火之谓"炁"。这个"炁"字其实已经暗示了养生要旨，一个人只要不着急，不上火，清心寡欲，尽可能减缓生命系统的熵增进程，就可能得以长生。南怀瑾则认为，这个无火而组合的炁，首先告诉我们，它不是普通的空气。它是一种生命的潜能。在我们看来，气功之气，是意识主导下的物质存在。练气功的过程，便是激发潜能、凝聚能量的过程。人体生命通过练养气功，调理气机，使气血流畅，营养顺达，生命气息运载有序，进而强身健体，延年益寿。

值得一提的是，气在中国古代典籍《黄帝内经》中占据重要的地位和作用。据气功医学博士张海波[②]统计介绍，《黄帝内经》全文中有 2997 处提到有实际意义的气字，根据其内容，可分为271 类。《黄帝内经》全部 162 篇中，文章内容里面涉及气的有131 篇，以气命名的就有 19 篇，合计占总篇数的 93%。《黄帝内经》中总结了导引、行气、咽气、服气、移精变气、按跷等诸多气功疗法，尤其导引一词，出现十余处。《素问·刺法论》记载了一则典型的肾病气功治疗处方。即："肾有久病者，可以寅时面向南，净神不乱思，闭气不息七遍，已引颈咽气顺之，如咽甚硬物，

---

① 余强军，胡孚琛.论道教生命哲学的真一之气.船山学刊，2012（3）.

② 张海波.《黄帝内经》的中医气功内容、价值与地位探讨.中国医学气功学会第六届会员代表大会暨学术年会论文集，2019：134.

如此七遍后，饵舌下津令无数。"

综上所述，气在人体中处于非常重要的地位，它是构成人体生命活动的原动力，只有气机通达流畅，人体各脏腑、组织器官的功能才协调，人才能体健少病。

1.2 世界万物气本论

在中国气文化看来，世界万物，皆气所生。中国古人认为天地尚未分化之时，则是一团混沌的气，整个宇宙列星都是气所化生而致，正如前述《管子·内业》所谓的"凡物之精，比（合）则为生，下生五谷，上为列星"。天地剖判分化之后，仍然依气所托，天地间的一切，都由气所派生。也就是说，气乃世界万物之根本，天为气所生，地为气所化，天地之间的万事万物，也都是由气所派生。中国古人的这种气为万物之始的观点，从《列子·天瑞》篇记载着的那则有趣的"杞人忧天"故事亦可略见一斑。

杞人忧天，说的是杞国有个人因担心天塌地裂无处依附而整天闷闷不乐，茶饭不思，夜不能寐，有人便去开导杞人，说："天就是气。气无处不在，就连你一呼一吸都是气，你整天就在气中活动，气无时无刻不在围绕着你，为什么还怕它塌下来呢？"杞人质疑说："天如果真的都是气，那么，日月和星宿不是应当掉下来吗？"开导者又说："日月和星宿也是气，只不过是会发光的气就是了。即使掉下来，也不会打伤人的。"杞人又问："地如果塌下去怎么办呢？"开导者又说："地是一整块，四方都塞得满满的，没有空虚的地方，你整天都在地上踏跳，怎么还怕它塌下去呢？"杞人听开导者这样一说，便放心了。开导者则因解除了杞人的心病而心生愉悦。可是，另一个名叫长庐子的人则觉得这样的事情好可笑。他说："彩虹、云雾、风雨、四季，这些气总合起来就是天，山岳、河海、金石、火木，这些有形的东西总合起来就是地。知道天就是指这些气，地就是指这些形体，怎么能说不坏呢？天地在宇宙空间中只是一个小物体，在我们所接触的物体中却是巨大的。这本来是要经过很长很长的时间才会毁坏的。担忧天地的毁坏，想得也确实太远了。如果说天地永远不会毁坏，那也不对。天地不会不坏的，他们终归要毁坏。正好遇到天地毁坏的时候，怎么会不发愁呢？"列子听了这话笑了笑接着说："说天地会毁坏是不对的，说天地不会毁坏也是错误的。天地会不会毁坏，这是我们所不能知道的。虽然这样，天地毁坏之前是一种状况，毁坏之后又是另一种状况，正如人活着的时候不知道死后是什么情况，死后也不知道活着的情况，生来不知道死去，死去也不知道生前。因此天地会不会毁坏等问题，我们何必老是挂在心上呢？"杞人忧天故事里，尽管杞人、开导者、长庐子、列子各有所思，却演绎出了事物本根性存在于气的哲学命题。

史上曾有一种浑天说认为，天像个大鸡蛋，地像个大蛋黄，天地各自都依凭着气而确立。即《晋书·天文志》载晋代道士葛洪所言"天如鸡子，地如鸡中黄……天地各乘气而立"。据说这种浑天说促成了东汉张衡浑天仪的发明。史上还有一种宣夜说则认为，天既无形体也无边界，天空中的日月星辰也都离不开气，都是靠气的浮载立足运行的。就此，《晋书·天文志》也有记载：

"天了无质……高远无极……苍苍然……非有体也。日月众星，自然浮生虚空之中，其行其止，皆需气焉。"《中国天文学简史》肯定了宣夜说，认为"就宇宙理论来说，宣夜说是达到很高水平的"，"在人类认识宇宙的历史上，宣夜说无疑应该占有重要的地位"[1]。李约瑟评论宣夜说指出："这种宇宙观的开明进步，同希腊的任何学说相比，的确都毫不逊色。亚里士多德和托勒密僵硬的同心水晶球概念，曾束缚欧洲天文学思想1000多年。中国这种在无限的空间中漂浮着稀疏的天体的看法，要比欧洲的水晶球概念先进得多。"[2]

世界万物源于气，天有天气，地有地气，人有人气，万物皆有气。关于这一点，大约在公元前300年的中国古代战国时期楚国思想家屈原亦有所思。屈原曾溯沅江而上，朝发枉陼，夕宿辰阳，多次往返于当今的常德、沅陵、泸溪、辰溪、溆浦等地，据说他至少四次驻足辰溪寻求天问之答，然终究只能作《天问》而去。屈原在其《天问》中明确发问："冯翼惟象，何以识之？"这里所谓的冯翼，是指大气盛满的状态，惟象是指无形的气的形象。也就是说，我们如何来认识盛满着无形无状的"气"的天呢？

为纪念这位伟大的爱国诗人，如今的湖南省辰溪县已在城东南隔江而望建有屈原天问阁。游人矗立天问阁，俯瞰蜿蜒如蛟龙

---

① 魏用中.哲学·科学与气文化：健身气功新理念.长春：吉林大学出版社，2006：96.

② 魏用中.哲学·科学与气文化：健身气功新理念.长春：吉林大学出版社，2006：96.

的碧波沅江和风景美如画的凤城辰溪，晨雾晚霞映照，微风拂起，如处人间仙境，醉入亭阁，令人流连忘返。

继屈原《天问》之后，时隔1000多年，唐代文学家、哲学家柳宗元作《天对》，明代哲学家王廷相作《答天问》对屈原《天问》进行回应。在柳宗元看来，天地是气的分化和凝聚形成的，不是神灵创造的。柳宗元认为在混沌状态的演化中只有元气存在，即《天对》所谓"庞昧革化，惟元气存"。这是中国古代哲学元气一元论的观点。与柳宗元时隔800年之后的王廷相则认为，在远古时代，天地未分化之前，也只有混沌的一团元气，即《答天问》所谓"惟兹一气，与虚同宅"。后来天地分化了，也都是由于气机运化推演所致。王廷相《答天问》所谓的"元气始化，辟为寥廓"，说的则是宇宙的形成是由于元气的演化所致。不仅宇宙天地，而且世间万物也都是由气所化生，气才是天地万物的本原性存在，即《答天问》所谓的"气为物始，厥（它）维本根"。在王廷相看来，天体之所以能够环绕运转，则得益于气的推动作用，即《答天问》所谓"天体环转，乘气之机"[①]。这种气为天地之始的观点，在中国气文化中表现得非常突出。

气生天地万物，东汉时期哲学家王符在其《潜夫论·本训篇》中也描述得非常清晰。在王符看来，远古时代，只有元气，没有形体，各种精华都混合在一起，互相作用。这样过了很长时间，元气自己发生了变化，清的气和浊的气分开，变成了阳气和阴气。

---

① 魏用中.哲学·科学与气文化：健身气功新理念.长春：吉林大学出版社，2006：99.

阳气变成了天，阴气变成了地，从而形成了"两仪"。万物在天地的相互作用下得以化生。其中，阴阳平和之气则化生为人，由人统理万物。故而在天地万物之间，除天地之外，则以统领万物之人为代表。如此看来，《老子》天大地大人亦大的论断也便不难理解了。

既然气文化讲的亦是一种人类文化，那么对于同处于一个星球的人类，自然绝非中国仅有。事实上，星云说亦有类似中国气文化所说的气生万物的观点，认为太阳旁有一团气体云，它的运行生成了太阳系，而气体云，就叫作星云。

1755 年，德国哲学家康德发表"自然通史和天体论"建构了他的星云假说，但当时并未被认同接受。1796 年，法国数学家皮埃尔 - 西蒙·拉普拉斯又提出了与康德大同小异的假说，从而形成了康德—拉普拉斯星云说。在拉普拉斯看来，形成太阳系的云，是一团炽热的、巨大的、转动着的气体。星云说认为，星云气通过翻滚旋转运动和冷热温差的变化，形成宇宙星球，当然也就包括我们所在的地球。星云说受到了人们的关注，恩格斯对拉普拉斯给予了充分肯定，认为他是"以一种至今还没有超过的方式详细地证明了，一个太阳系如何从一个单独的气团中发展起来；以后的科学愈来愈证实了他的观点"[1]。随着社会的发展和科技的进步，星云说得到了科学家的证实。1864 年，英国天文学家威·哈金斯"用分光镜证明了，在宇宙空间存在着凝聚程度不同的炽热

---

[1] 魏用中 . 哲学·科学与气文化：健身气功新理念 . 长春：吉林大学出版社，2006：107.

的气团"①。太阳本身也是一个炽热的气团，飞向远方的太阳风，则是一种炽热的气流。

人作为世界万物之一，也由气所化生。按照气本论的观点，既然世界万物都源于气，人作为万物之一，理当亦是由气所化生。《素问·宝命全形论》明确指出："人以天地之气生。"王充《论衡·命义》篇说：人"秉气而生，含气而长"。《庄子·至乐》说："气变而有形，形变而有生。"《庄子·知北游》说："人之生，气之聚也，聚则为生，散则为死。"《管子·心术》篇说："气者，身之充也。"《孟子·公孙丑下》说："气，体之充也……吾善养吾浩然之气……其为气也，至大则刚，以直养而无害，则塞于天地之间。"所以人们常说人活一口气，就是因为，人原本就由气所化生，气聚有形则生，气散无形则死，人的生死不过是气之变化而已。因而一旦人形所成，也就可以直取塞于天地之间的浩然之气为人所用，成为至大至刚。故而《老子》有曰："天大地大人亦大。"

事实上，无论中国哲学史还是西方哲学史，都曾有过世界万物源于气的记载，从而演绎了具有深厚哲学意蕴的气文化。

在中国哲学里，气曾被看作是化生万物的本原性存在。《老子》提出"道"是万物的本原。至于道是什么的问题，有观点认为道就是气。如陶弘景《养生延命录》引《服气经》就说："道者，气也。"事实上，持道为气的观点，早在管仲已有论说。在

---

① 中共中央马克思恩格斯列宁斯大林著作编译局.马克思恩格斯选集.北京：人民出版社，1972：363，420.

《管子》看来，《老子》之"道""恍兮惚兮无定形"，其实是一种"气"，一种"精气"。即《管子·内业》记载所言："精也者，气之精者也。"又说："凡物之精，比（合）则为生，下生五谷，上为列星。"①也就是说，天下五谷万物，天上日月星辰，无一不是由精微物质——气所化生而来。

继先秦之后，历代哲学家，均有气一元论的思想表达。据《中国哲学史》②记载，唐代王充提出"元气"是天地万物原始的物质基础。柳宗元则认为，天地中充满了元气，元气分为阴阳二气，二气相互作用，形成了世界万物。张载把"气"作为世界的实体，认为有形有象可见的万物以及看来空虚无物的太虚都是气所构成的。刘因在承认气一元论基础上指出"天地之间，凡人力所为，皆气机所使"，从而认为人之一身，养气尤为重要，提倡平心静气。罗钦顺则提出"人物之生，本同一气"。王廷相断言"天内外皆气"。方以智则认为，"一切皆气所为也，空皆气所实也"。王夫之继承并发展了张载的气一元论，认为气是世界的唯一的实体，"天人之蕴，一气而已"。在理气关系上，认为理是依凭于气的，没有离开气而自己存在的理。颜元也认为"生成万物者气也"。戴震认为气是"形而上"的，所谓的"形而上"，是指"形以前"，所谓的"形而下"是指"形以后"，坚持世界万物源于气的气一元论思想。

在西方哲学里，气也曾被认为是万物的本原性存在。欧洲哲

① 唐光斌．首柱养生功．长沙：湖南科学技术出版社，2014：5．

② 北京大学哲学系中国哲学教研室．中国哲学史．北京：北京大学出版社，2003．

学史①记载指出，古希腊哲学家阿那克西美尼（约公约前585—前525）认为，气包围着整个世界，一切都由气形成，人的灵魂也是气形成的。阿那克西美尼还发现了气具有冷热两种对立的力量，冷的力量可以使气凝聚和浓缩，热的力量可以使气稀薄和松弛。正是基于这种内在的动力，才造成了世界万物变动不居的特性。在阿那克西美尼看来，"宇宙的精髓就在永恒运动的无限气体中，此气体涵盖万物。在热胀冷缩的法则下，万物均由空气的集结与分解而形成"②。也有学者从"气贯中西"③的哲学视野考察了阿那克西美尼气论，认为他是欧洲哲学史上较早提出了所谓"世界本原"的问题，随后才有诸如数、水、火、逻各斯、种子、奴斯（心灵、意志）、四根（土、水、气、火）等多种"世界本原"说。并且认为究竟什么是"世界本原"的问题，"人们始终也没有搞清楚，恐怕永远也搞不清楚"④。在气文化问题上，认为欧洲人对气的阐述和解释，远不如中国人那样普遍、深刻并始终贯穿如一，成为源远流长的气文化。而造成这一问题的根源则在于气本原论思想在欧洲哲学史上并不占统治地位。但也并非无有，《人本食气》

① 北京大学哲学系主编.西方哲学原著宣读·上卷.北京：商务印书馆，1984：18.
《欧洲哲学学史教程》编写组.欧洲哲学史教程·福州：福建人民出版社，1989：第23.

② 希尔顿·和特码.人本食气。白蓝，译.台北：橡实文化出版社，2015：174.

③ 魏用中.哲学·科学与气文化：健身气功新理念.长春：吉林大学出版社，2006：99.

④ 魏用中.哲学·科学与气文化：健身气功新理念.长春：吉林大学出版社，2006：100.

就指出："地球本身就是由厚厚的气体所构成，而这些气体就是万物之源，万物之本始。"①

在我们看来，事物是发展的，世界文化的最高境界是同源相通的。当代思想家欧文·拉兹洛1988年在中国社会科学院哲学所作学术报告提出了"场是宇宙的本原"的命题，并把这种场命名为"阿卡沙场"，认为它无处不在，是融于万物之中的存在。凡有形之物，凡是结合而成的事物，都是由这种"阿卡沙场"演化而成的。拉兹洛在描述这种"阿卡沙场"时指出："对于人类而言，它相当于中医的气、印度哲学的能量或生命素或普拉那，以及传统西方医学的生命能。"在我们看来，拉兹洛所谓的"阿卡沙场"，实质上也是中国气文化之"气"的一种表达。

1.3 气聚有形散无形

北京师范大学哲学教授周桂钿在他所著的《天地奥秘的探索历程》一书中指出："从张载提出'太虚即气'以后，气本体论在宋元明清几百年历史上，成为唯物主义宇宙观的主要形式。从整个中国哲学史看，唯物主义宇宙观的主要形式，前期（汉唐时代）是元气本原论，后期是气本体论。"魏用中则认为，除此之外，"还有明代以后出现的作为此二气结合和发展的气化论"②。

---

① 希尔顿·和特码.人本食气.白蓝，译.台北：橡实文化出版社，2015：18–19.

② 魏用中.哲学·科学与气文化：健身气功新理念.长春：吉林大学出版社，2006：108.

　　所谓元气本原论，是指世界万物最初的状态被认为是一团混沌的气，而这团混沌的气就形成了宇宙的最初状态，因而把这团气就叫作元气。元气经过慢慢地自身演化出现了清浊分化，清的气上行为天，浊的气下行为地，天地之间还有一种介于清浊之间的气将天地相连，其中有的经过演化生成万物，这便是"元气本原论"。

　　关于"元气本原论"，东汉哲学家王符的《潜夫论·本训》篇有一段较精辟的论说，说的是"在远古时代，只有元气，没有形体，各种精华都混合在一起，互相作用。这样过了很长时间，元气自己发生了变化，清的气和浊的气分开，变成阴气和阳气。阴气形成了地，阳气变成了天。这就形成了'两仪'。天地相互作用，又化生出万物来。其中阴阳平和的气产生了人类，由人类来统理万物"①。

　　在魏氏看来，所谓"气本体论"，有两层含义，一层意思是说，地和地上的万物都是气转化而来的，从这种层面上理解，与"元气本体论"意义相同；另一层意思是说，大地万物又可以复归于气，也就是说，气生万物，万物又复归于气。由此可见，"气本体论"相比于"元气本体论"多了一层复归于气的意思。在整个转化和复归过程中，气是万物的本体，故而叫作"气本体论"，比"元气本体论"更进一步。简而言之，"元气本体论"是不可逆的单向的生成关系，而"气本体论"则是可逆的双向的生成还原关系。古人曾用水和冰之间的转化关系来说明"气本体论"，比方说

---

① 魏用中. 哲学·科学与气文化：健身气功新理念. 长春：吉林大学出版社，2006：109.

水结成了冰，有的还做成了冰雕艺术品，而冰融化之后则又还原成了水，在这里，水就是冰和冰雕艺术品的本体，因而进一步说，便是气为大地和万物的本体。汉代王充的《论衡·论死》篇就有记载："水凝为冰……冰释为水。人生于天地之间，其犹冰矣。阴阳之气，凝而为人，年终寿尽，死还为气。"

宋代哲学家张载对"气本体论"进行了集中诠释。他在《正蒙·太和》中说，"气之聚散于太虚，犹冰释于水""太虚不能无气，气不能不聚而为万物，万物不能不散而为太虚""太虚无形，气之本体，气聚气散，变化之客形尔"。在张载看来，气是可聚可散的，气聚就是世界万物，是有形的，气散就是太虚，是无形的。比如说，日月星辰、雨雪霜雹、山川河流、树木花草、飞禽走兽、鱼鳖蟹虾、大地石土，等等，都是世界上的那些有形的万物，都是气化生的。张载认为气是有形的地的本体，天是无形的，是太虚，它是气的本体。因此认为气并不是天的本体。天则是与生俱来的，也就是我们常听人说的先天所生的。根据张载的"气本体论"，天是无形的太虚，是气，是先天就存在的，没有一个产生的过程，不存在生灭起源问题，即天无本体。但是，诸如大地星球这样有形的万物则是气聚所生，换言之，是先有了天这个无形的太虚之气，然后才有地这种有形之万物，如此演绎不难发现，天这种太虚之气则便成了地的本体，因而才有一首歌唱出："没有天哪有地，没有地哪有家，没有家哪有你……"也就才有天地乾坤，天为老大，是本原性存在。而地这一有形之物，既然由气聚合所得，那么有朝一日就会像冰融化一样疏散开来，也就是说，大地毁灭了，复归还原为天、为太虚、为气。到那时，万物都复归于天、复归于太虚、复归于气了。有的地方把人死了叫作"归天"了，恐怕也源于此吧？因此，在中国气文化中作为本体论的气，绝不仅仅只是我们今天能够感受到的空气，也不仅仅只是空气中的氧气或氮气等能检测得到的，而是其大无外其小无内的无形的万物之本体性存在。

明代哲学家王廷相对王符的"元气本体论"和张载的"气本体论"进行了深入研究。王廷相在王符的"万精合并"元气论基础上认为王符所论的"元气"包含着宇宙的精英、精华，而这种包含着宇宙精英、精华的"元气"，包含着万物的"种"，这里的"种"则类似于我们今天讲的"基因"，而作为万物之一的人，则不仅包含着人的物质性的"种"，还包含着人的精神性的"种"，而这种精神上的"种"，对于化生万物尤为重要。王廷相在他的《内太集·答何柏斋造化论》中明确指出，"元气之中，万有具备""天地、水火、万物皆从元气而化，盖由元气本体具有此种，故能化出天地、水火万物""万有皆具于元气之始，元气未分之时，形、气、神，冲然皆具"。王廷相在张载"气本体论"的基础上尽管也承认先天后地，即先有天，后有地，天地不可并列而论，但不认为天就是先天所有的，也是由气所化生出来的。在王廷相看来，气化过程是首先太虚之气化生出了天，其他宇宙万物则都是在气化生出天之后的衍生物，即天的衍生物。也就是说，气化生出天，天又化生出日、星、雷、电，接下来又化生出月、云、雨、露，这便具有了水火的种子，在此基础上，才又化生出水火，有了水则又化生出土地，有了土地之后，才化生了万物。而金和木则是在有了水火土之后最终才有的，如此才有了中国气文化五行相生相克之学说。关于这一点，王廷相在他的《慎言·道体》篇中也说得非常明了："天者，太虚气化之先物也，地不得而并焉。天体成，则气化属之天矣……一化而为日星雷电，一化而为月云雨露，则水火之种具矣。有水则蒸结而土生焉……有土则物之生益众，而地之化益大。金木者，水火土之出，化之最末者也。"在王廷相看来，天地万物都是气机的聚散离合所为，即《慎言·乾运篇》所云："两仪未判，太虚故气也。天地既生，中虚亦气也。是天地万物不越乎气机聚散而已。"既然天地万物不越乎气机聚散而已，那么聚散的路径又怎样呢？从以上的分析不难看出，气聚的过程即是由无形的太虚之气到天，由天到万物，这种万物在王廷相那里则化为了日星雷电、月云雨露、水火土金木等有形有质的具体之物。而王廷相同时也继承了张载的"气本体论"思想，从而不难得出气散的过程便是由有形有质的具体之物逆向还原为无形的太虚之气的过程，从而一定程度上化解了本原本体的抽象意蕴，展现了更易于理解掌握的自然而然、绵延不止的气机化生过程。

§1.4 人体生命精气神

精气神是人的三宝，共存于人身之中。《淮南子·桑道训》有曰："夫形者，生之舍也；气者，身之充也；神者，身之制也；一失位则三者伤矣。"因此，人的精气神一损俱损，一荣俱荣。气功界所谓的"精足不思饭，气足不畏寒，神足不思眠"，也从一定程度上道出了气功修炼的一种境界。

《中医气功学》[①]认为，精是指一切精微有用的、滋养人体的物质，是构成人体的物质基础。《素问·金匮真言论》说，"夫精者，身之本也。"《灵枢·经脉》说："人始生，先成精，精成而脑髓生。骨为干，脉为营，筋为刚，肉为墙，皮肤坚而毛发长。"《素问·上古天真论》说："肾者主水，受五脏六腑之精而藏之。"因此人体各部分都含有精的成分，而各部分组成都以精为基础。

气是冲养人体的一种精微物质。或是人体脏器的功能活动。它的重要性，正如《难经·八难》中说的："气者，人之根本也。根绝则茎叶枯矣。"由于它的分布的部位及其所反映出来的作用不同，故被赋予了多种不同的名称。如受于先天的元气，又称云气、真气、真元之气；得之于呼吸、饮食的，称为后天之气、呼吸之气与水谷之气。气在阳分者，即阳气；气在阴分者，即阴气。气在表为卫气，气在脉中为营气，气在心为心气，在肺为肺气，在肝为肝气，在脾为脾气，在胃曰胃气，在肾为肾气，在上焦为宗气，在中焦为中气，在下焦为元阴、元阳之气等。而诸气根源于元气，元气位于下丹田。正如徐灵胎在《医学源流类》中指出："五脏有五脏之真精，此元气之分体者也。而其根本所在，即《道经》所谓丹田，《难经》所谓命门，《内经》所谓七节之旁有小心。阴阳阖辟存乎此。无火而能令百体皆温，无水而能令五脏皆润。此中一线未绝，则生气一线未忘，皆赖此也。"

神是指人体生命活动的主宰，它是无形的，却表达着生命活动的主动性。主要包括思想、精神活动和生命活动的本能调控机

① 刘天君，章文春. 中医气功学.4 版.北京：中国中医药出版社，2016：28–29.

能。《灵枢·本神》说："生之来谓之精，两精相搏谓之神。"所以神是有物质基础的，它是随精气相互作用而成。而且出生之后，其一切活动又必须依赖于后天的滋养。

气功修炼中强调的精、气、神，在先天本是一体，都是先天之气所化，所以《性命圭旨》中说，"大药虽分神、气、精，三般原是一根生"，只是"以其流行，谓之气，以其凝聚，谓之精，以其妙用，谓之神"。因为原是一体，所以在后天就能相互转化与促进，正如张景岳《类经·卷二十八类》中指出的："人生之本，精与气耳。精能生气，气亦生精，气聚精盈则神旺，气散精衰则神去。"

精、气、神在道家气功中被视作人体生命活动的原动力与物质基础，故有"三元""三才""三宝"之说。如董德宁《悟真篇正义》中说："三元者，三才也。其在天为日、月、星之三光，在地为水、火、土之三要，在人为精、气、神之三物也。"气功古籍《玉皇心印经》中指出："上药三品，神与气精。"张景岳在《类经·卷二十八》中指出："修真诸书，千言万言，无非发明精、气、神三字。"传统气功修炼实际以这三者为锻炼对象，锻炼的主要目的就在于调养精、气、神。通过锻炼，使在后天耗散的精气神得到恢复充实，进而达到健康长寿的目的。

《勿药元诠》说得好："积神生气，积气生津，此自无而之有也，炼精化气，炼气化神，炼神还虚，此自有而之无也。"这正是古人对人体生命过程的认识。神是虚灵的，它指挥机能活动从外界摄取营养物质来复制自身，这是从无到有；反之，消耗物质和能量，转化为精神活动和机能活动，又是从有到无。气功修炼就是锻炼精、气、神，维护这三宝。《寿世青编》曰："炼精化气，炼气化神，炼神还虚，噫！从何处炼乎？总不出于心耳。"就是说练功的关键在于调心，通过调控心理活动以主宰精、气、神的生生化化，使物质代谢良性循环，才能"积精全神"，使"形"与"神"长期稳定地处于对立统一体中，于是就能健康长寿。具体说来，清心寡欲则神静而不外耗，心存正念，排除杂念，则神明而不惑，于是就能使机体的一切活动尽可能符合养生之道，即自然规律。正如《灵枢·本脏》所说："志意者，所以御精神，收魂魄，适寒温，和喜怒者也。"在气功修炼的三调过程中，意守丹田，使心火下交于肾水之中，相火不妄动，可保养阴精，火能生土，使后之精充足，以养先天之精，静默调息，使真气不耗，吐故纳新，养足了宗气，气贯丹田，则元气归根，谷气充足。于是精充气足神旺，病体自然康复，祛病即是延年。

② 解剖胆道论胆石

世界是一个大系统，存在着许多子系统。人体也是一个系统，一般认为由若干子系统构成，如运动系统、消化系统、呼吸系统、泌尿系统、生殖系统、内分泌系统、免疫系统、神经系统和循环系统等。一般认为，在上列消化系统之下，肝、胆囊、胆管又是一个子系统，称之为胆道系统，肝胆相照各具功能。这里，我们根据人体生理结构功能，从胆道系统的应用解剖入手，进而介绍胆道系统的生理功能及胆道结石的不同分类。

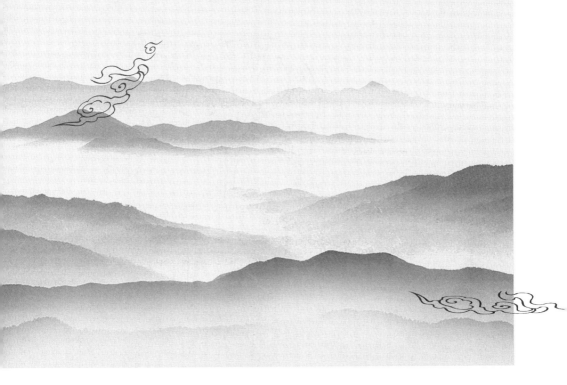

2.1 胆道系统的应用解剖

胆道系统由胆囊、胆囊管和各级胆管构成（如图 2.1）。

胆道起端于毛细胆管，其末端与主胰管汇合，开口于十二指肠乳头，周围有肌群包绕，称为奥迪括约肌。胆管是由肝内、外胆管构成，连接十二指肠。肝内胆管发端于肝细胞间的胆小管，在近肝门的位置汇合成肝总管，这也是肝外胆管的起始部位。肝总管与胆囊管汇合便形成了胆总管。胆总管与主胰管在十二指肠处交汇并在肠壁内形成一个稍膨大的部分，称为肝胰壶腹。结石容易在肝胰壶腹处滞留。

胆管主要功能在于输送胆汁。胆汁源于肝脏，由肝内胆管流向肝总管至胆囊贮存，在人体需要时，再由胆囊释放出胆汁，经胆总管输送进入肠道。胆汁有助消化的作用，细小结石可随胆汁流向移动。

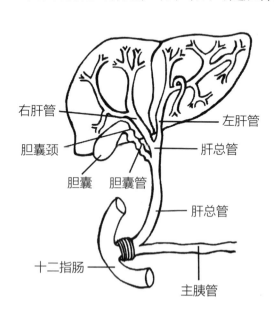

右肝管
左肝管
胆囊颈
肝总管
胆囊　胆囊管
肝总管
十二指肠
主胰管

图 2.1　胆道系统

2.1.1 肝内胆管

肝内胆管是指起于肝细胞的毛细胆管至肝门出肝的左右肝管之间的胆管系统，它位于肝实质内，形如散发的树干枝丫（如图2.1）。肝内胆管和肝内肝动脉、门静脉及其各级分支的分布和走向大体一致，三者同为一结缔组织鞘，即格利森鞘（Glisson鞘）所包绕。左、右肝管为一级支，左内叶、左外叶、右前叶、右后叶胆管为二级支，各肝段胆管为三级支。左、右肝管在肝外汇合形成肝总管。

2.1.2 肝外胆管

肝外胆管主要有左右肝管和肝总管、胆囊、胆囊管、胆总管。

左右肝管和肝总管。左、右肝管出肝后，在肝门部汇合形成肝总管。左肝管细长，长 2.5～4 cm，右肝管短粗，长 1～3 cm。肝门处一般是左、右肝管在前，肝左、右动脉居中，门静脉左、右主干在后；左、右肝管的汇合点位置最高，门静脉分为左、右主支的分叉点稍低；肝固有动脉分为肝左右动脉的分叉点最低。

肝总管直径为 0.4～0.6 cm，长约 3 cm，最长可达 7 cm，其下端与胆囊管混合形成胆总管，有时肝总管前方有肝固有动脉发出的肝右动脉或胆囊动脉越过，6%～10% 的人有副肝管，1.4% 的人可无肝总管。

胆囊。胆囊呈梨形，位于肝脏下面的胆囊窝内。胆囊长 5～8 cm，宽 3～5 cm，其壁很薄，约 2mm，胆囊容积 40～60 mL。

胆囊分为底部、体部、颈部。底部为盲端，向左上方延伸为体部，体部向前上弯曲变窄形成胆囊颈，三者间无明显界限。

大多数成年人，胆囊底部稍突出肝缘外，可通过触摸右下腹肝区感知。

胆囊体部较膨大，毗邻横结肠，在近肝门处即变细的部位叫作胆囊颈。胆囊颈延伸胆总管的部位叫作胆囊管。

胆囊颈部的颈上部呈囊性扩大，部分胆囊壁向外凸出形成一个袋状，称为胆囊袋（Hartmann 袋），结石最易滞留这一囊袋。

胆囊管。胆囊颈延伸至胆总管形成胆囊管，长 2～3cm，直径 0.2～0.4cm。胆囊颈内壁黏膜形成螺旋状瓣膜，称 Heister 瓣。

胆囊管内有螺旋状黏膜皱襞，有如可以控制胆汁出入的阀门，使胆囊结石随胆汁流动移至胆囊管，常常在此嵌顿，导致胆囊管梗阻（如图 2.1）。

卡洛（Calot）将胆囊管、肝总管、肝下缘所构成的三角形区称为胆囊三角（Calot 三角），胆囊动脉、肝右动脉、副右肝管常在此区穿过，胆道手术时应特别注意。胆囊淋巴结位于胆囊管与肝总管相汇处夹角的上方，可作为手术寻找胆囊动脉和胆管的重要标志。

胆总管。肝总管与胆囊管汇合形成胆总管。长 7～9 cm，直径 0.4～0.8 cm，胆总管又可分如下 4 段。

①十二指肠上段。肝经十二指肠韧带右缘下行，肝动脉位于其左侧，门静脉位于两者后方。临床上胆总管探查、引流的常用部位。

②十二指肠后段。行经十二指肠第一段后方。其后方为下腔

静脉，左侧有门静脉和胃十二指肠动脉。

③胰腺段。在胰头后方的胆管沟内或实质内下行。

④十二指肠壁内段。行至十二指肠降部中段斜行进入肠管后内侧壁，长 1.5～2 cm。

80%～90% 人的胆总管与主胰管在肠壁内汇合，形成一个稍微膨大的部分，称为胆胰壶腹，亦称法特（Vater）壶腹。壶腹周围，有一组能控制胆胰管口开闭的肌肉包绕，叫奥迪括约肌，末端通常开口于十二指肠乳头，胆总管与主胰管分别开口于十二指肠者占 15%～20%。

奥迪括约肌主要包括胆管括约肌、胰管括约肌和壶腹括约肌，它具有控制和调节胆总管和胰管的排放，以及防止十二指肠内容物反流的重要作用。

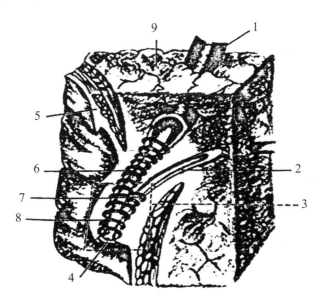

图 2.2　胆总管壶腹部解剖

1. 胆总管　2. 胰腺管　3. Vater 壶腹　4. 十二指肠大乳头　5. 十二指肠壁
6. 胆总管括约肌　7. 胰管括约肌　8. 壶腹括约肌　9. 胰腺

需要强调的是，肝外胆管的长短因人而异。而胆总管的长度取决于胆囊管汇入肝总管部位的高低。

值得一提的是人体自备的一种功能，即人在进食脂肪和蛋白质后，奥迪括约肌会舒张，从而使胆囊内的胆汁沿胆囊管、胆总管流入肠道，帮助食物的消化。而在非进食期间，奥迪括约肌处于收缩状态，胆汁浓缩并贮存在胆囊内。

值得注意的是，结石也容易停留在壶腹（如图 2.2 ）。

2.1.3 胆道的血管、淋巴和神经

胆管有丰富的血液供应，主要来自胃十二指肠动脉、肝总动脉和肝右动脉，这些动脉的分支在胆管壁周围相互吻合成丛状。胆囊、胆囊管、胆总管上部由胆囊动脉供血；胆总管下部的供血来自胰十二指肠动脉及十二指肠后动脉的分支，胆囊静脉和肝外胆道静脉直接汇入门静脉。

胆囊的淋巴引流入胆囊淋巴结和肝淋巴结，并与肝组织内的淋巴管有吻合，肝外胆管的淋巴引流入肝总管和胆总管后方的淋巴结。

胆道系统分布着丰富的神经纤维，主要来自腹腔丛发出的迷走神经和交感神经，术中过度牵拉胆囊致迷走神经受激惹，可诱发胆心反射，严重者可产生胆心综合征，甚至发生心搏骤停，需高度重视。

2.1.4 胆道的结构

肝外胆管黏膜层由单层柱状上皮构成，含杯状细胞和其他含

黏液的细胞；肌层含平滑肌和弹力纤维层，受刺激时肌纤维可痉挛性收缩引起绞痛；浆膜层由结缔组织组成，含神经纤维和血管分支。

胆囊黏膜层由高柱状细胞组成，具有吸收作用；底部含小管泡状腺体，可分泌黏液。胆囊内的众多黏膜皱襞，能增加浓缩胆汁的能力。

2.2 胆道系统的生理功能

胆道系统具有分泌、储存、浓缩与输送胆汁的功能，对胆汁排放入十二指肠起着重要的调节作用。

2.2.1 胆汁的生成、分泌和代谢

胆汁的生成和分泌。成人每日分泌胆汁 800～1200mL。胆汁主要由肝细胞分泌，约占胆汁分泌量的 3/4，胆管细胞分泌的黏液物质约占 1/4。胆汁中 97% 是水，其他成分主要有胆汁酸与胆盐、胆固醇、磷脂和胆红素等，胆汁呈中性或弱碱性。

胆汁的功能作用。

（1）乳化脂肪。胆盐随胆汁进入肠道后，与食物中的脂肪结合使之形成能溶于水的脂肪微粒而被肠黏膜吸收，并能刺激胰脂肪酶的分泌和使其被激活，水解脂类，促使脂肪、胆固醇和脂溶性维生素的吸收。

（2）抑制病菌和内毒素。胆盐有抑制肠内致病菌生长繁殖和内毒素形成的作用。因而胆盐随胆汁进入肠道后，可抑制肠道中

某些细菌的生长繁殖，调整肠道的菌群，抑制体内的毒素。

（3）中和胃酸等。

（4）刺激肠蠕动。

（5）排泄毒素等垃圾废物。

由此可见，胆汁有着非常重要的功能和作用。

胆汁分泌的调节。胆汁分泌受神经内分泌的调节。迷走神经兴奋，胆汁分泌增加，交感神经兴奋，胆汁分泌减少。促胰液素、胃泌素、胰高糖素、肠血管活性肽等，可促进胆汁分泌，其中促胰液素的作用最强。生长抑素、胰多肽等则抑制胆汁分泌。胃酸、脂肪和蛋白质的分解产物由胃进入十二指肠后，刺激十二指肠黏膜分泌促胰岛素和促胆囊收缩素（CCK），两者均可引起胆囊平滑肌收缩和奥迪括约肌松弛。

胆汁的代谢。胆固醇不溶于水而溶于胆汁。胆汁中的胆盐和磷脂形成的微胶粒将胆固醇包裹于其中，使其溶解。当胆盐与磷脂的比例为（2～3）:1时，胆固醇的溶解度最大。再者，胆汁中的 Zeta 电位越高，微胶粒的稳定性越大。

在胆汁中还有一种磷脂酰胆碱和胆固醇按同等比例组成的球泡，亦称胆固醇磷脂肪，其中无胆盐。球泡溶解胆固醇的能力，比微胶粒大 10～20 倍，可溶解 80% 以上胆汁内的胆固醇。但球泡的数量随胆盐浓度的增加而减少，当胆汁中胆盐浓度超过 40mmol/L 时，球泡消失。胆汁中球泡越多，胆固醇越不稳定，易于析出形成结石。

胆汁酸（盐）由胆固醇在肝内合成后随胆汁分泌至胆囊内储存并浓缩。进食时，胆盐随胆汁排入肠道，其中 95% 的胆盐能被肠道（主要在回肠）吸收入肝，以保持胆盐池的稳定，称为肝肠循环。当胆盐的肝肠循环被破坏，胆汁中胆盐减少或胆固醇增加，则胆固醇易于析出形成结石。

胆红素在肝内与葡萄糖醛酸结合，结合胆红素为可溶性，随胆汁排入肠道后又被重吸收，形成胆色素的肝肠循环。如胆色素在肝内未与葡萄糖醛酸相结合，或当胆道感染时，大肠埃希菌所产生的 β- 葡萄糖醛酸酶将结合性胆红素水解成为非结合性胆红素，易聚结析出与钙结合形成胆红素钙，促发胆色素结石形成。

2.2.2 胆管的生理功能

胆管分泌的黏液参与胆汁的形成。胆管主要生理功能是输送胆汁至胆囊和十二指肠，由胆囊和奥迪括约肌协调完成。空腹时或餐间奥迪括约肌的压力高于胆总管和胆囊管的压力，迫使胆汁流入胆囊。进食后，胆囊收缩，括约肌松弛，胆汁排入十二指肠。

胆管内压力超过胆汁分泌压时即可抑制胆汁分泌和发生胆血反流。近来认为，当压力达 1.96kPa（20cmH$_2$O）时即有可能导致胆血反流，因为毛细胆管直接与肝窦相通。因此，在行 T 管造影或胆道冲洗时，注入压力不宜过高。

2.2.3 胆囊的生理功能

胆囊通过吸收分泌和运动而发挥浓缩、储存和排出胆汁的作用。其主要功能有以下几方面。

（1）浓缩贮存胆汁。胆囊容积仅为 40～60mL，但 24 小时内能接纳约 500mL 胆汁，胆囊黏膜吸收水和电解质的功能很强，可将胆汁浓缩 5～10 倍而储存于胆囊内。

（2）排出胆汁。胆汁的分泌是持续的，而胆汁的排放，则随进食而断续进行，通过胆囊平滑肌收缩和奥迪括约肌松弛来实现，受神经系统和体液（胃肠道激素、代谢产物、药物等）因素的调节，每次排胆汁时间的长短与食物的种类和数量有关，且完成后仍约有 15% 的胆汁留在胆囊内，CCK 是餐后胆囊收缩的主要生理性刺激因素。

（3）分泌。胆囊黏膜每天分泌约 20mL 黏液性物质，主要是黏蛋白，有润滑和保护胆囊黏膜的作用。胆囊管梗阻，胆汁中胆红素被吸收，胆囊黏膜分泌黏液增加，胆囊内积存的液体呈无色透明，称"白胆汁"，积存"白胆汁"的胆囊称胆囊积水。

胆囊切除后，胆总管稍有代偿性扩大，管壁增厚，黏膜腺体肥厚增多，从而使肝胆汁在通过胆管系统时得到一定的浓缩。

2.3 胆道结石的现行分类

胆道结石可有多种分类法。如按结石所处位置不同可分为胆囊结石和胆管结石，胆管结石又可分为肝内和肝外胆管结石。也可按结石的化学成分不同分为胆固醇结石和胆色素结石及其他结石。还可按结石的形状大小不同分为泥沙型小结石和颗粒型大结石，等等。

鉴此，这里根据结石的化学成分、所处部位 B 超可见性等方面，对不同结石进行分类介绍。

2.3.1 按化学成分分类

第一，胆固醇类结石。80%以上的胆囊结石属于此类，呈白黄、灰黄或黄色，形状和大小不一，小者如沙粒，大者直径达数厘米，呈多面体、圆形或椭圆形。质硬表面多光滑，剖面呈放射性条纹状，X线检查多不显影，胆固醇类结石包括纯胆固醇结石和胆固醇混合性结石。

（1）纯胆固醇类结石。这种结石的胆固醇含量较高，一般都在70%以上，胆囊内居多，呈圆形或多面形结晶体。

（2）胆固醇混合性结石。这种结石的胆固醇含量一般有60%左右，胆囊内居多，胆总管内也有，由胆固醇、胆红素、钙盐等多种成分混合而成。根据所含成分的比例不同，而呈现不同的形状、颜色和剖面结构。

第二，胆色素类结石。胆色素类结石分为胆色素钙结石和黑色素结石。

（1）胆色素钙结石。为游离胆色素与钙等金属粒子结合形成，并含有脂肪酸、胆汁酸、细菌、黏糖蛋白等成分，其质软易碎呈棕色或褐色，故又称棕色结石。主要发生在肝内外各级胆管。结石形状、大小不一，呈粒状、长条状，甚至呈铸管形，一般为多发。

（2）黑色素结石。不含细菌，质较硬，由不溶性的黑色胆色素多聚体、各种钙盐和黏液糖蛋白组成，几乎均发生在胆囊内。常见于溶血性贫血、肝硬化、心脏瓣膜置换术后的患者。

第三，其他结石。其他类结石主要以有碳酸钙、磷酸钙或棕榈酸钙为主要成分的结石，但这类结石在临床中较为少见。

2.3.2 按所在部位分类

胆结石可发生在胆道系统的任何部位，根据胆道系统的生理解剖，可分为胆囊结石（cholecystolithiasis）、肝外胆管结石、肝内胆管结石。

第一，胆囊结石。发生在胆囊内的结石称为胆囊结石，根据胆囊结石的症状可分为：①无症状胆囊结石。此类结石患者没有什么症状，随着健康检查的普及，无症状胆囊结石患者的发现数量明显增多。② 有症状胆囊结石。此类结石患者典型症状表现为胆绞痛，但只有少数患者会出现。其他症状常表现为急性及慢性胆囊炎。③ 伴有严重并发症的胆囊结石。如胆囊积液、胆囊息肉、胆囊积脓、胆囊胰腺炎、米里齐综合征、胆囊瘤及奥迪括约肌狭窄等。

第二，肝外胆管结石。发生在肝外胆管里的结石称为肝外胆管结石，有原发性和继发性之分。原发性结石多为棕色胆色素类结石。继发性结石主要是胆囊结石排进胆管并停留在胆管内，故多为胆固类结石或黑色素结石。根据结石所在肝外胆管不同部位及有无并发症可分为：① 胆囊管结石。② 胆管结石。③ 胆总管结石。④ 胆总管下端结石。⑤ 伴有严重并发症的胆管结石，如急性梗阻性化脓性胆管炎、肝脓肿、胆道出血、坏死性胰腺炎、胆汁性肝硬化及胆囊瘤等。

第三，肝内胆管结石。肝内胆管结石（hepatolithiasis）又称肝胆管结石，发生在肝内胆管里。根据结石所在肝内胆管不同部位可分为：① 肝总管结石。② 左肝管结石。③ 右肝管结石。④ 双侧肝内胆管结石。

2.3.3 按 B 超所见分类

可分为 B 超可见和不可见结石。可见结石按结石大小又可细分为大结石和小结石。直径小于 1cm 的结石为小结石，直径大于或等于 1cm 的结石为大结石。一般而言，小结石可以通过导引排石法去除，大结石能否通过导引排石法去除，则要视结石是否松散裹团而定。坚硬非松散裹团性结石，是很难排出的。

不可见结石，一般直径小于 2mm，多藏于肝内，B 超所见多为光斑亮点，难以定论是否为结石，常被认为是钙化灶。这类小结石，往往通过导引排石法排出并经生化检验得以确认。肝内胆管结石是当今世界性医学难题，目前除了做肝叶切除手术外，尚没有更好的医疗手段解决，但使用导引排石法并行肝胆保健养生锻炼，会收到较好的效果。实践告诉我们，肝胆管结石，尤其是泥沙性小结石，运用导引排石法，一般 3 天便可见有结石排出，排石率可高达 98%。

③ 病因病症析胆石

胆石的成因非常复杂，引起胆石可以是单一因素，也可以是多因素。但从根本上说，主要是由于免疫和代谢障碍、生理平衡被打破所致。胆石症可以说是一种慢性疾病，因为它形成期较慢，且在未发病时，几乎没有什么症状，隐蔽性较强，难以被发现。一旦有了症状表现，都已经有胆石或胆道病变了。

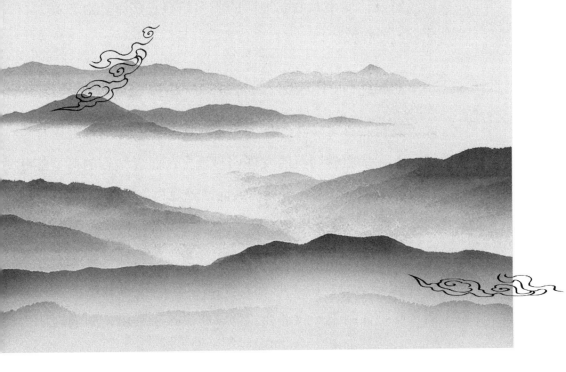

§3.1 胆囊结石病因病理与临床表现

胆囊结石主要为胆固醇结石或以胆固醇为主的混合性结石和黑色素结石。主要见于成年人，发病率多在 40 岁后随年龄增长，女性多于男性。大多数患者平常没有病痛表现，这也是我们多年排石经验的一个基本判断。

3.1.1 胆囊结石病因病理

胆囊结石的成因非常复杂，与多种因素有关。任何影响胆固醇与胆汁酸和磷脂浓度比例及造成胆汁瘀滞的因素都能导致结石形成。如某些地区和种族的居民、雌激素、肥胖、妊娠、高脂肪饮食、长期肠外营养、糖尿病、高脂血症、胃切除或胃肠吻合手术后、回肠末端疾病和回肠切除手术后、肝硬化、溶血性贫血等。在我国经济发达城市及西北地区的胆囊结石发病率相对较高，可能与饮食习惯有关。

3.1.2 胆囊结石临床表现

大多数病人可无症状，称为无症状胆囊结石。随着健康检查的普及，无症状胆囊结石的发现明显增多；胆囊结石的典型症状为胆绞痛，只有少数患者出现；其他常表现为急性或慢性胆囊炎，主要临床表现包括以下几种。

第一，胆绞痛。典型的发作是在饱餐、进食油腻食物后，或睡眠中体位改变时，由于胆囊收缩或结石位移加上迷走神经兴奋，结石嵌顿在胆囊壶腹部或颈部，胆囊排空受阻，胆囊内压力升高，胆囊强力收缩而发生绞痛。疼痛位于右上腹或上腹部，呈阵发性或者持续疼痛阵发性加剧，可向右肩胛部和背部放射，部分病人因剧疼而不能准确说出疼痛部位，可伴有恶心、呕吐。首次胆绞痛出现后，约 70% 的病人一年内会再发作，随后发作频率会增加。

第二，上腹隐痛。多数患者仅在进食过多、吃肥腻食物、工作紧张或休息不好时感到上腹部或右上腹隐痛，或者有饱胀不适、嗳气、呃逆等，常被误认为"胃病"。

第三，胆囊积液。胆囊结石长期嵌顿或阻塞胆囊管但未合并感染时，胆囊黏膜吸收胆汁中的胆色素，并分泌黏液性物质，导致胆囊积液。积液呈透明无色，称为白胆汁。

第四，其他。①极少数引起黄疸，即使黄疸也较轻；②小结石可通过胆囊管进入并停留于胆总管内成为胆总管结石；③进入胆总管的结石，通过奥迪括约肌可引起损伤或嵌顿于壶腹部导致胰腺炎，称为胆源性胰腺炎；④因结石压迫引起胆囊炎症慢性穿孔，可造成胆囊十二指肠瘘或胆囊结肠瘘，大的结石通过瘘管进入肠道偶尔可引起肠梗阻称为胆石性肠梗阻；⑤结石及炎症的长期刺激可诱发胆囊癌。

第五，米里齐综合征。这是特殊类型的胆囊结石，形成的解剖因素是胆囊管与肝总管伴行过长或者胆囊管与肝总管汇合位置过低，持续嵌顿于胆囊颈部的和较大的胆囊管结石压迫肝总管，引起肝总管狭窄；反复的炎症发作，导致胆囊肝总管瘘管、胆囊管消失、结石部分或全部堵塞肝总管。临床特点是反复发作胆囊炎及胆管炎，明显的梗阻性黄疸。胆道影像学检查可见胆囊增大、肝总管扩张、胆总管正常。

3.2 肝外胆管结石病因病理与临床表现

肝外胆管结石分为原发性结石和继发性结石，平时一般没有症状或仅轻微不适表现。

3.2.1 肝外胆管结石病因病理

原发性结石多为棕色胆色素类结石。其形成的诱因有：胆道感染、胆道梗阻、胆管节段性扩张、胆道异物如蛔虫残体、虫卵、华支睾吸虫、缝线线结等。

继发性结石主要是胆囊结石排进胆管并停留在胆管内，故多为胆固醇类结石或黑色素结石。少数可能来源于肝内胆管结石。

结石停留于胆管内主要导致：

第一，急性和慢性胆管炎。结石引起胆汁瘀滞，容易引起感染，感染造成胆管壁黏膜充血、水肿、加重胆管梗阻；反复的胆管炎症使管壁纤维化并增厚、狭窄，近端胆管扩张。

第二，全身感染。胆管梗阻后，胆道内压增加，感染胆汁可逆向经毛细胆管进入血液循环，引发毒血症甚至脓毒症。

第三，肝损害。梗阻并感染可引起肝细胞损害，甚至可发生肝细胞坏死及形成胆源性肝脓肿；反复感染和肝损害可导致胆汁性肝硬化。

第四，胆源性胰腺炎。结石嵌顿于壶腹时，可引起一系列的急性和（或）慢性炎症。

3.2.2 肝外胆管结石临床表现

平时一般无症状或仅有上腹不适，当结石造成胆管梗阻时可出现腹痛或黄疸，如继发胆管炎时，可有较典型的沙尔科三联症：腹痛、寒战高热、黄疸的临床表现。

第一，腹痛。发生在剑突下或右上腹，多为绞痛，呈阵发性发作或为持续性疼痛阵发性加剧，可向右肩或背部放射，常伴恶心、呕吐。这是结石下移嵌顿于胆总管下端或壶腹部，胆总管平滑肌或奥迪括约肌痉挛所致。若由于胆管扩张或平滑肌松弛而导致结石上浮，嵌顿解除，腹痛等症状缓解。

第二，寒战高热。胆管梗阻继发感染导致胆管炎、胆管黏膜炎症水肿，加重梗阻致胆管内压升高，细菌及毒素逆行经毛细胆管入肝窦至肝静脉，再进入体循环，引起全身性感染。约 2/3 的病人可在病程中出现寒战高热，一般表现为弛张热，体温可达 39～40℃。

第三，黄疸。胆管梗阻后可出现黄疸，其轻重程度、发生和持续时间取决于胆管梗阻的程度、部位和有无并发感染。如为部分梗阻，黄疸程度较轻，完全性梗阻时黄疸较深；如结石嵌顿在奥迪括约肌部位，则梗阻完全，黄疸进行性加深；合并胆管炎时，胆管黏膜与结石的间隙由于黏膜水肿而缩小甚至消失，黄疸逐渐明显，随着炎症的发作及控制，黄疸呈现间歇性和波动性。出现黄疸时常伴有尿色变深，粪色变浅，完全梗阻时成陶土样大便；随着黄疸加深，不少病人可出现皮肤瘙痒。

3.3 肝内胆管结石病因病理与临床表现

肝内胆管结石又称肝胆管结石，是我国常见而难治的胆道疾病。多年几乎没有什么症状表现，或表现不明显。

3.3.1 肝内胆管结石病因病理

肝内胆管结石病因复杂，主要与胆道感染、胆道寄生虫（蛔虫、华支睾吸虫）、胆汁停滞、胆管解剖变异、营养不良等有关。结石绝大多数为含有细菌的棕色胆色素结石，常呈肝段、肝叶分布，但也有肝段、肝叶结石，多见于肝左外叶及右后叶，与此两肝叶的肝管与肝总管汇合的解剖关系致胆汁引流不畅有关。肝内胆管结石易进入胆总管并发肝外胆管结石。其病理改变有：

第一，肝胆管梗阻。可由结石的阻塞或反复胆管感染引起的炎性狭窄造成，阻塞近段的胆管扩张、充满结石，长时间的梗阻导致梗阻以上的肝段或肝叶纤维化和萎缩，如大面积的胆管梗阻，最终引起胆汁性肝硬化及门静脉高压症。

第二，肝内胆管炎。结石导致引流不畅，容易引起胆管内感染，反复感染加重胆管的炎症狭窄，急性感染可发生化脓性胆管炎、肝脓肿、全身脓毒症、胆道出血。

第三，肝胆管癌。肝胆管长期受结石、炎症及胆汁中致癌物质的刺激，可发生癌变。

3.3.2 肝内胆管结石临床表现

可多年无症状或仅有上腹和胸背部胀痛不适。多数病人因体检或其他疾病做超声等影像学检查而偶然发现。

　　此病常见的临床表现是急性胆管炎引起的寒战高热和腹痛，除合并肝外胆管结石或双侧肝胆管结石外，局限于某肝段、肝叶的可无黄疸。严重者出现急性梗阻性化脓性胆管炎、全身脓毒症或感染性休克。反复胆管炎可导致多发的肝脓肿，如形成较大的脓肿可穿破膈肌和肺形成胆管支气管瘘，咳出胆沙或胆汁样痰；长期梗阻甚至导致肝硬化，表现为黄疸、腹水、门静脉高压和上消化道出血、肝功能衰竭。如有持续腹痛、进行性消瘦、感染难以控制、腹部出现肿物或腹壁瘘管流出黏液样液，应考虑肝胆管癌的可能。体格检查可能仅可触及肿大或不对称的肝，肝区有压痛和叩击痛。有其他并发症则出现相应的体征。

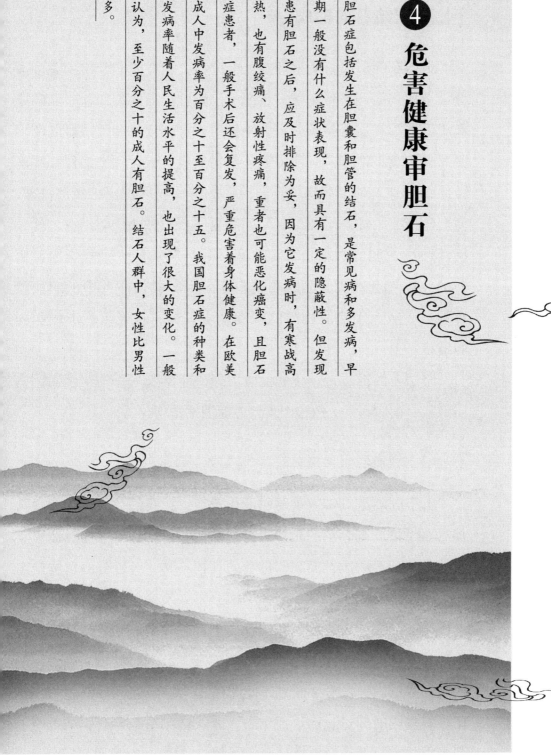

4 危害健康审胆石

胆石症包括发生在胆囊和胆管的结石，是常见病和多发病，早期一般没有什么症状表现，故而具有一定的隐蔽性。但发现患有胆石之后，应及时排除为妥，因为它发病时，有寒战高热，也有腹绞痛、放射性疼痛，重者也可能恶化癌变，且胆石症患者，一般手术后还会复发，严重危害着身体健康。在欧美成人中发病率为百分之十至百分之十五。我国胆石症的种类和发病率随着人民生活水平的提高，也出现了很大的变化。一般认为，至少百分之十的成人有胆石。结石人群中，女性比男性多。

§4.1 胆结石的形成

胆结石的形成，从生理生化上分析，主要是胆汁中的各种成分含量比例失调所致。正常情况下，胆汁中所含有胆盐、卵磷脂和胆固醇等物质保持着一定的平衡关系，即便是胆汁从肝脏流出进入到胆囊里浓缩，胆汁中的这些物质也会成比例浓缩保持平衡关系，只有人处于病态中，胆汁中的这些物质占比平衡被打破，便会盐析出沉淀物形成结石。如胆囊结石中的胆固醇结石，就是胆汁中所含胆固醇盐析沉淀形成。一旦肝功能受到损害时，胆酸的分泌就会减少，胆囊受到阻塞时，胆囊内胆汁中的胆盐就容易被吸收，于是胆固醇的浓度就会偏高，从而沉淀形成胆固醇结石。

胆结石的形成，主要和饮食习惯、生活起居、情绪因素、体质因素、疾病因素、遗传因素等方面因素密切相关。

4.1.1 饮食习惯

由于肝脏是人体内重要的消化器官，故我们每天进食的食物都需要经过肝脏分泌的胆汁来进行消化，将食物分解为身体可吸收的各种营养物质，而我们进食的食物不同，肝脏分解食物产生的代谢物也不同，会导致胆汁的成分发生改变，有些成分从胆汁中析出，形成结石。比如：当我们进食过多的高脂、高糖、高胆固醇的食物时，胆汁中的胆固醇浓度升高，就容易析出晶体，形成胆固醇结石。此外，长期不吃早餐，会导致胆汁排泄过少，停留在胆囊内时间过长而形成结石，故饮食习惯是导致胆结石的重要因素之一。

4.1.2 生活起居

现代人由于生活、工作方式的改变，常常手机、电脑不离手，导致坐的多、动的少，长此以往，胆汁瘀积于内，胆固醇晶体析出，形成结石；又或是长期熬夜，扰乱人体正常的代谢，导致肝脏代谢物堆积体内，胆汁成分黏稠度改变，日久胆道瘀阻，形成结石。

4.1.3 情绪因素

中医理论认为，肝脏有疏调人体气机、舒畅情志、疏泄胆汁的作用。生活中，我们平常所说的怒气伤肝，其实就是对肝脏生理功能的最好诠释。当肝脏疏泄功能正常时，身体内的有害物质可以定时排出，我们的身体处于一种愉悦、调和的状态；反之，当急躁易怒时，由于肝脏的疏调功能失常，会导致其他脏腑功能失常，各个脏腑之间的关系，就好比一个没有交通灯的十字路口，车辆混乱、交通拥堵，胆囊不能发挥正常功能，胆汁的储藏、浓缩、排泄功能异常，最终导致胆结石的形成。

4.1.4 体质因素

生活中，我们会发现，有的人易患胆石症，但有的人却终生没有过胆结石，其实，除了外界因素外，结石的产生和人们身体本身的体质也有关系。研究表明，人体常见的 9 种体质分类中，痰湿、湿热体质者的胆结石发病率相对较高。

4.1.5 疾病因素

由于肝胆之间病理上的相关性，很多时候，肝脏的疾病常常会导致胆的病变，出现肝胆同病的情况。比如：肝硬化患者，在病情由轻到重的发展过程中，肝脏体积会逐渐缩小、质地逐渐变硬、表面皱缩，同时胆囊收缩功能低下、胆囊排空不畅、胆道静脉曲张、血胆红素升高等多种因素可造成胆结石。

4.1.6 遗传因素

研究表明，有胆结石症病史者，其子女患病风险较正常人高。

综上所述，胆结石的发生，并非一朝一夕，而是长期病变的结果，它的形成是肝胆同病的表现，需要从整体的角度去认识疾病，并采取科学、有效的方法预防及治疗疾病，才能拥有真正健康、绿色的肝胆。

4.2 胆石症的危害

胆石症的危害，轻者无症状反应，重者疼痛难忍，也会恶化、癌变。

胆结石的发生，是肝胆同病的表现，胆结石的形成与饮食、生活起居、情绪、体质、疾病和遗传等因素密切相关。从中医的角度来看，结石一旦形成，会对人们的健康产生一个由轻到重的影响过程。

气和血是维持人体正常生命活动的两种重要物质。从阴阳属性来分，气属阳，血属阴。气是人们身体里的原动力，血是人们身体里的营养物质，气推动血，将营养物质输送到人们身体的每一个角落，并将身体每天产生的废物通过各种方式排出体外，周而复始，生命得以存续。当脏腑功能协调，全身气血充足时，人体处于一种愉悦、调和的状态，这种状态可以理解为身体处于一种气血平衡的状态，这种状态也就是中医学里所说的阴阳平衡的状态。当平衡被打破时，人体就会出现不同的疾病。尽管人体存在一定的自我修复能力，但因体质不同，每个人恢复平衡的能力也不同，故常会出现：同一疾病，不同的人，表现出来的症状、轻重完全不同。这种差异，其实是每个人体内存在的破坏平衡和修复平衡两种力量斗争后产生的结果，是体内正气与邪气力量对抗的结果。

根据气血平衡的观点，根据胆结石发展的规律和病情的轻重，可将胆结石对人体的影响分为邪不胜正、正邪相争、邪盛正衰三个阶段。

4.2.1 邪不胜正阶段

由于外界因素或内部因素的存在，导致肝疏泄功能和胆囊收集、浓缩、排泄胆汁的功能失常，气血运行变缓而出现轻度不适。此阶段属于气血平衡被打破的初始阶段，临床多表现为烦躁易怒、晨起口苦、偶有两胁胀痛等，由于症状较轻，时有时无，难以察觉，常被忽视。从疾病的发展来看，这一阶段，属于胆结石形成的早期阶段，结石或呈泥沙状，或为体积较小的结晶体，流动性尚可，沉积于肝胆系统狭窄处、凹陷处的量极少，故临床产生的不适症状轻微，甚至无症状。如果用平衡的思维来理解，这一阶段处于气血平衡被打破，但尚未超越人体的自我修复能力的阶段，故此时症状较轻，偶尔出现，甚至无症状。

4.2.2. 正邪相争阶段

随着时间推移，局部气血运行受阻，不仅表现为肝胆本身的功能异常，还会引起其他相关脏腑功能异常，出现疲倦、嗜睡、食欲不振、脘腹胀痛等脾胃方面的症状。可见，胆结石的存在，不仅会影响肝胆功能，而且会影响脾的功能，使湿浊内生，聚而成痰，壅滞脉道，产生瘀血，日久，痰、热、瘀，或寒、痰、瘀互结其中，进一步阻塞脉道，导致多脏腑发生病变。这一阶段，结石对人体产生的影响，主要是由于代谢产物不断沉积于肝胆内，使原本泥沙样的颗粒由小变大、由少变多，在加剧影响肝胆系统正常运作的同时，也对周围相关脏器、组织的正常生理功能造成影响，促使疾病范围逐渐扩大，引发多脏腑病变。从平衡的角度来看，体内气血平衡被进一步破坏，是由于疾病的进展速度已经慢慢超过了人体自我修复能力，故病情进展，对人体的危害增大。

4.2.3 邪盛正衰阶段

随着病理产物不断增多，痰、热、瘀，或寒、痰、瘀互结于其中，阻滞脉道，严重影响气血的正常运行，临床症状进一步加重，可出现明显的胁痛、黄疸等。这里所说的胁痛，其实包含了西医学里急、慢性胆囊炎，肝胆系统结石，癌变等产生的各种不同程度的疼痛；而黄疸则是指主要症状以眼黄、小便黄、皮肤黄为特征的一类疾病的总称，涵盖了西医学概念中各种疾病所导致的黄疸，概念范围相对较广。若用平衡的眼光来看，破坏的力量远远大于自我修复的力量，故病情恶化，全身症状严重，可危及生命。

胆结石对人体的危害，是一个时间由短到长、程度由轻到重、范围由小到大的，长期的、发展的过程，并非一蹴而就，其潜伏时间之久，危害之大，应引起足够重视，做到早发现、早干预，防止因病情进展而危及生命。

5 问题探讨诊胆石

胆石包括胆囊、肝外胆管、肝内胆管等整个胆道系统的结石，往往因其未发病而具有一定的隐蔽性，即使发病，也往往因有的症状不明显或放射性疼痛到诸如背后、肩胛等部位，加之并发症的存在，即便是使用准确率相对较高的现代科学仪器探测，也难保诊断不失误。因此，这里有必要专门讨论胆石症的医疗诊断与常规治疗问题。

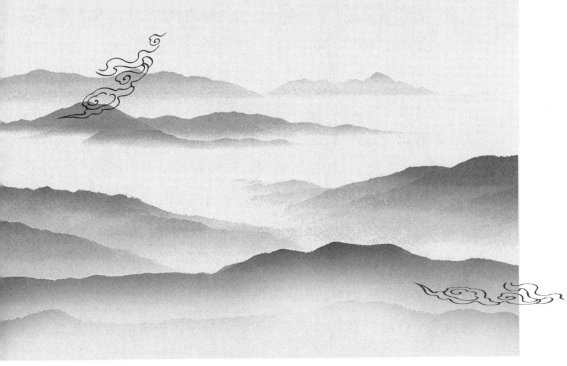

5.1 胆石症的诊断与治疗

胆石症的诊断，除了根据一些临床症状表现进行经验性判断外，随着现代科技的发展，已经有许多可利用的先进仪器设备探测检查胆石的存在及其所处的位置，如 B 超、X 光、CT 扫描、磁共振（MRI）等。目前医疗上以 B 超最为常用。

胆石症的治疗，不外乎手术清除或用药物溶石、震波碎石与排石等方法。而目前外科手术仍为治疗胆道结石的主要手段。

由于胆石分布及其临床表现的多样性，医疗上需要对症施术。现就胆囊结石、肝外胆管结石、肝内胆管结石的诊疗分述如下。

5.1.1 胆囊结石诊断与治疗

第一，胆囊结石的诊断。临床典型的绞痛病史是诊断的重要依据，影像学检查可帮助确诊。首选超声检查，其诊断胆囊结石的准确率接近 100%。超声检查发现胆囊内有强回声团、随体位改变而移动、其后有声影即可确诊为胆囊结石。有 10%～15% 的患者结石含钙量超过 10%，这时通过腹部 X 线也可看到，有助确诊，侧位照片可与右肾结石区别。CT、MRI 也可显示胆囊结石，不作为常规检查。

第二，胆囊结石的治疗。对于有症状和（或）并发症的胆囊结石首选腹腔镜胆囊切除（laparoscopic cholecystectomy）治疗，与开腹胆囊切除相比同样有效，且具有恢复快、损伤小、疼痛轻、瘢痕不易发现等优点。病情复杂或没有腹腔镜条件也可做开腹胆囊切除。目前，美国每年实行胆囊切除手术患者的数目近 70 万。

无症状的胆囊结石一般不需预防性手术治疗，可观察和随诊。但是，长期观察表明，约30%以上的患者会出现症状及并发症而需要手术。

故下列情况应考虑行手术治疗：①结石数量多及结石直径≥2~3cm；②胆囊壁钙化或瓷样胆囊（porcelain gallbladder）；③伴有胆囊息肉大于1cm；④胆囊壁增厚（大于3mm）即伴有慢性胆囊炎；⑤儿童胆囊结石，无症状者原则上不手术。

行胆囊切除时，有下列情况应同时行胆总管探查术：①术前病史、临床表现或影像检查提示胆总管有梗阻，包括有梗阻性黄疸、胆总管结石（calculus of common bile duct）、反复发作胆绞疼、胆管炎、胰腺炎。②术中证实胆总管有病变，如术中胆道造影证实或扪及胆总管内有结石、蛔虫、肿块。③胆总管扩张直径超过1cm，胆管壁明显增厚，发现胰腺炎或胰头肿物，胆管穿刺抽出脓性、血性胆汁或泥沙样胆色素颗粒。④胆囊结石小，有可能通过胆囊管进入胆总管。术中应争取行胆道造影或胆道镜检查，避免使用金属胆道探子盲目探查造成不必要的并发症，胆总管探查后一般须置T管引流。

5.1.2 肝外胆管结石诊断与治疗

第一，肝外胆管结石诊断。体格检查。平日无发作时可无阳性体征，或仅有剑突下和右上腹深压痛。如合并胆管炎时，可有不同程度的腹膜炎征象，主要在右上腹，严重时也出现弥漫性腹膜刺激征，并有肝区叩击痛。胆囊或可触及，有触痛。

实验室检查。当合并胆管炎时，试验室检查改变明显，如白细胞计数及中性粒细胞升高，血清总胆红素及结合胆红素增高，血清转氨酶和碱性磷酸酶升高，尿中胆红素升高，尿胆原降低或消失，粪中尿胆原减少。

影像学检查。除含钙的结石外，X线平片难以观察到结石。超声检查能发现结石并明确大小和部位，可作为首选的检查方法。如合并梗阻可见肝内、外胆管扩张，胆总管远端结石可因肥胖或肠气干扰而观察不清，但应用内镜超声（EUS）检查可不受影响，对胆总管远端结石的诊断有重要价值。经皮穿刺肝胆道成像（PTC）及内镜逆行胆胰管成像（ERCP）为有创性检查，能清楚地显示结石及部位，但可诱发胆管炎及急性胰腺炎和导致出血、胆漏等并发症，有时ERCP需做奥迪括约肌切开，使括约肌功能受损。CT扫描能发现胆管扩张和结石的部位，但由于CT图像中胆道为负影，影响不含钙结石的观察。磁共振胰胆管成像（MRCP）是无损伤的检查方法，尽管观察结石不一定满意，但可以发现胆管梗阻的部位，有助于诊断。

第二，诊断与鉴别诊断。胆绞痛的病人除了胆囊结石以外，需要考虑肝外胆管结石的可能，依靠影像学诊断。合并胆管炎者有典型的沙尔科二联征则诊断不难。腹痛应与下列疾病鉴别。

①右肾绞痛。始发于右腰或肋腹部，可向右股内侧或外生殖器放射，伴肉眼或镜下血尿，无发热、腹软、无腹膜刺激征，右肾区叩击痛或脐旁输尿管行程压痛。腹部平片多可显示肾、输尿管区结石。

②肠绞痛。以脐周为主。如为机械性肠梗阻，则伴有恶心、呕吐、腹胀、无肛门排气排便。腹部可见肠型，长鸣音亢进，可

有高调肠鸣音，或可闻气过水声；可有不同程度和范围的压痛和（或）腹膜刺激征。腹部平片显示有肠胀气和气液平面。

③壶腹癌或胰头癌。黄疸者需作鉴别，该病起病缓慢，黄疸呈进行性、且较深，可无腹痛或腹痛较轻，或仅有上腹不适，一般伴寒战高热，体检时腹软、无腹膜刺激征，肝大、常可触及肿大胆囊；晚期有腹水或恶病质表现。ERCP 或 MRCP 和 CT 检查有助于诊断，EUS 检查对鉴别诊断有较大帮助。

第三，肝外胆管结石治疗。肝外胆管结石仍以手术治疗为主，术中应尽量取尽结石、解除胆道梗阻、术后保持胆汁引流通畅。近年对单发或少发（2～3 枚），且直径小于 20mm 的肝外胆管结石可采用经十二指肠内镜取石，获得良好的治疗效果。但需要严格掌握治疗的适应证，对取石过程中奥迪括约肌切开（EST）的利弊仍有争议。

医疗上所谓的非手术治疗，是指可作为手术前的准备，治疗措施包括：① 应用抗生素。应根据敏感细菌选择用药，经验治疗可选用胆汁浓度高的、主要针对革兰阴性细菌的抗生素。② 解痉。③ 利胆。包括一些中药和中成药。④ 纠正水、电解质及酸碱平衡紊乱。⑤ 加强营养支持和补充维生素，禁食病人应使用肠外营养。⑥ 护肝及纠正凝血功能异常，争取在胆道感染控制后才行择期手术治疗。

手术治疗的方法主要有以下两种。

（1）胆总管切开取石、T 管引流术。可采用开腹或腹腔镜手术。适用于单纯胆总管结石，胆管上、下端通畅，无狭窄或其他病变者。若伴有胆囊结石和胆囊炎，可同时行胆囊切除。为防止和减少结石遗留，术中可采用胆道造影、超声或纤维胆道镜检查。术中应尽量取尽结石，如条件不允许，也可以在胆总管内留置橡胶 T 管（不提倡运用硅胶管），术后行造影或胆道镜检查、取石。术中应细致缝合胆总管壁和妥善固定 T 管，防止 T 管扭曲、松脱、受压。放置 T 管后应注意四点：第一，观察胆汁引流的量和性状，术后 T 管引流胆汁为 200～300mL/d，较澄清。如 T 管无胆汁引出，应检查 T 管有无脱出或扭曲；如胆汁过多，应检查胆管下端有无梗阻；如胆汁浑浊，应注意结石遗留或胆管炎症未控制。第二，术后 10～14 天可行 T 管造影，造影后应继续引流 24 小时以上。第三，如造影发现有结石遗留，应在手术 6 周后待纤维窦道形成后行纤维胆道镜检查和取石。第四，如胆道通畅无结石和其他病变，应夹闭 T 管 24～48 小时，无腹痛、黄疸、发热等症状可予拔管。

（2）胆肠吻合术。亦称胆汁内引流术。近年已认识到内引流术废弃了奥迪括约肌的功能，因此使用逐渐减少。适用于三种情况：第一，胆总管远端炎症狭窄造成的梗阻无法解除，胆总管扩张；第二，胆胰汇合部异常，胰液直接流入胆管；第三，胆管因病变而部分切除无法再吻合。常用的吻合方式为胆管空肠 Roux-en-Y 吻合，为防止胆道逆行感染，Y 形吻合的引流襻应超过 40cm，并可采用如人工乳头、人工瓣膜等各种抗反流措施，但效果仍不确定。胆管十二指肠吻合虽手术较简单，但食物容易进入胆管，吻合口远端胆管可形成"盲袋综合征"。胆肠吻合术后，胆囊的功能已消失，故应同时切除胆囊。对于嵌顿在胆总管开口的结石不能取出时，可以应用内镜或手术行奥迪括约肌切开，这也是一种低位的胆总管十二指肠吻合术，应严格掌握手术的适应证，禁忌用于有出血倾向或凝血功能障碍、乳头开口于十二指肠憩室、合并肝内胆管结石者。

5.1.3 肝内胆管结石诊断与治疗

第一，肝内胆管结石诊断。对反复腹痛、寒战高热者应进行影像学检查。超声检查可显示肝内胆管结石及部位，根据肝胆管扩张部位可判断狭窄的位置，但需要与肝内钙化灶鉴别，后者常无相应的胆管扩张。PTC、ERCP、MRCP 均能直接观察胆管树，可观察到胆管内结石负影、胆管狭窄及近端胆管扩张、或胆管树显示不全、某部分胆管不显影、左右胆管影呈不对称等，CT 或 MR 对肝硬化和癌变者有重要诊断价值。

关于实验室检查。急性胆管炎时，白细胞升高、分类中性粒细胞增高并左移，肝功能酶学检查异常。糖类抗原（CA19-9）或 CEA 明显升高应高度怀疑癌变。

第二，肝内胆管结石治疗。无症状的肝胆管结石可不治疗，仅定期观察、随访即可。临床症状反复发作者应手术治疗，原则为尽可能取尽结石、解除胆道狭窄及梗阻、去除结石部位和感染病灶、恢复和建立通畅的胆汁引流，防止结石的复发。手术方法包括以下几种。

（1）胆管切开取石。这是最基本的方法，应争取切开狭窄的部位，沿胆总管向上切开，甚至可达 2 级胆管，直视下或通过术中胆道镜取出结石，直至取净。难以取净的局部结石需行肝切除，高位胆管切开后，常需同时行胆肠吻合手术。

（2）胆肠吻合术。不能作为替代对胆管狭窄、结石病灶的处理方法。当奥迪括约肌仍有功能时，应尽量避免行胆肠吻合手术。治疗肝内胆管结石一般不宜运用胆管十二指肠吻合，多采用肝管空肠 Roux-en-Y 吻合。适应证为：第一，胆管狭窄充分切开后整形、肝内胆管扩张并肝内胆管结石不能取净者。第二，奥迪括约肌功能丧失，肝内胆管结石伴扩张、无狭窄者。第三，囊性扩张并结石的胆总管或肝总管切除后。第四，为建立皮下空肠盲襻，术后再反复治疗胆管结石及其他胆道病变者。第五，胆总管十二指肠吻合后，因肠液或食物反流反复发作胆管炎者。对胆肠吻合后可能出现吻合口狭窄者，应在吻合口置放支架管支撑引流，支架管可采用经肠腔或肝面引出，或采用 U 管、两端分别经肠腔和肝面引出，为防止拔管后再狭窄，支撑时间应维持 1 年。

（3）肝切除术。肝内胆管结石反复并发感染，可引起局部肝的萎缩、纤维化和功能丧失。切除病变部分的肝，包括结石和感染的病灶、不能切开的狭窄胆管，去除了结石的再发地，并可防止病变肝段、肝叶的癌变，是治疗肝内胆管结石的积极的方法。适应证：第一，肝区域性的结石合并纤维化、萎缩、脓肿、胆瘘；第二，难以取净的肝叶、肝段结石并胆管扩张；第三，不易手术的高位胆管狭窄伴有近端胆管结石；第四，局限于一侧的肝内胆管囊性扩张；第五，局限性的结石合并胆管出血；第六，结石合并癌变的胆管。

（4）术中的辅助措施。为取净结石，术中可应用胆道造影、超声等检查以确定结石的数量和部位，胆道镜还可行术中取石，也可用碎石器械行术中碎石治疗。

（5）残留结石的处理。肝内胆管结石手术后残留较常见，约有 20%~40%。因此，后续治疗对减少结石残留有重要的作用。治疗措施包括术后经引流管窦道胆道镜取石，激光、超声、微爆破碎石，经引流管溶石，体外震波碎石，以及中西医结合治疗等。

5.2 B 超诊断问题讨论

5.2.1 胆石症的常规诊断

胆石症的常规诊断：可从症状和仪器两个方面进行。症状诊断参阅本书附件一，采用中医望闻问切方法。仪器诊断方面，可采用实验室检查、X 线检查、超声检查、CT、核素肝扫描、十二指肠引流、手术探查等方法，一般首选 B 超诊断，因为相比其他仪器检查，行 B 超检查准确率较高，有的部位可高达 95%，但也有一定的局限性。

5.2.2 B 超诊断常见问题

B 超作为一种简便可行的检查方法，对直径大于 2mm 的结石有较高的分辨率。行 B 超检查诊断肝外胆管结石准确率可达 80% 左右，但对胆总管下端结石的诊断，往往因受体内胃肠道气体的影响使其检查的准确率大打折扣，即使通过多喝水充盈胃肠道或采用膝胸位，准确率也只有 70% 左右。肝内胆管结石行 B 超检查诊断准确率可高达 90%，但对小于 2mm 的结石，难以超到。肝内胆管结石与钙化灶也难以鉴别。B 超检查发现胆总管中上段扩张而又没有结石，往往凭经验判断胆总管下端可能有结石，若要确诊结石存在，可进一步行磁共振检查。

行B超检查也可以用于鉴别黄疸情况。根据胆管扩张与否及扩张的程度，可知黄疸所处胆管中的位置及其性质。肝外胆管上段直径大于5mm，中段大于10mm，即可判定胆管有扩张。一旦发现胆总管及其上段扩张，可判定胆总管下端或壶腹部位有梗阻。若未能发现肝内外胆管扩张，则表明未有梗阻性黄疸。还可以根据梗阻部位的回声影像判别梗阻原因。强光团伴声影为结石，非均匀增强回声或回声低不伴声影为肿瘤。

此外，胆囊炎、胆囊及胆管肿瘤、胆道蛔虫、先天性胆道畸形等，也可以通过B超来诊断。行开腹手术和腹腔镜手术中也可以行B超检查。

5.2.3 B超诊断注意事项

鉴于B超诊断胆石可能发生误诊、漏诊的情况，看B超报告时应特别注意。

第一，B超诊断为随体位改变而移动的较大光团，这样的结石可能是松散的裹团体，易散开，采用导引排石法效果较好。

第二，B超诊断为弧形光带，可能是充满型胆囊结石，也可能是超声波难以穿透的较大坚硬结石。若是充满型胆囊结石，采用导引排石法也会有较好的排石效果。若是较大坚硬结石，采用排石法则效果较差，甚至是没有多大效果。值得一提的是，胆囊内的较大坚硬结石，一般不会发病。

第三，B超诊断为充满型结石，往往经过导引排石法排出了不少结石，但行B超复查显示还是充满型结石，特别是泥沙样充满型结石，行 B 超复查多见此类报告。但若注意观察对比胆囊大小，则会发现有变化。这种胆囊大小发生的变化，正是因排出了结石所致。

第四，B 超诊断结石大小多少只能作为导引排石参考，因为每次 B 超结果可能不相同，除了 B 超仪器技术问题外，还因为 B 超照的是一个截面，结石是呈多面体，大小也不相同，况且结石还有多粒重叠现象，加之结石所处的位置不同，每次 B 超照射到的方向不可能完全相同，也存在有一些小的结石不显像，所以 B 超复查，只能作为参考，而不能作为排石检验的唯一标准。我们认为，导引排石的检验标准是实践，以排出结石或改善体征为准则。石头排出来了就算是有效果，否则无效果。一般结石排出后，因结石出现的不适症状也会随之消退乃至消失。

6 机理方法排胆石

本章根据中国哲学气文化『气聚有形散无形』理论，结合现代生理生化及物理等相关知识，从导引养生文化底蕴、导引排石理论和导引排石方法技术等方面，阐述导引排石机理及具体操作方法。

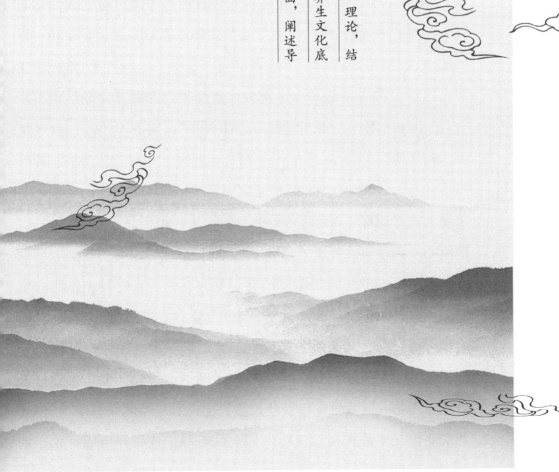

§6.1 排石导引养生文化底蕴

导引养生有着深厚的文化底蕴，正如《庄子》所云：吹呴呼吸，吐故纳新，熊经写伸……此导引之士，养形之人，彭祖寿考者之所好也。湖南长沙马王堆出土的汉代导引养生图，令世人惊叹。

导引养生与人们的生命健康息息相关。《吕氏春秋·古乐》篇记载说，尧舜时期，"阴多滞伏而湛积，水道壅塞，不行其原，民气郁阏而滞著，筋骨瑟缩不达，故作为舞，以宣导之"，介绍的就是一种肢体导引祛病养生的方法。《黄帝内经》里有许多关于导引祛病养生的介绍，在描述远古时代黄河流域湿气重，人们多患"痿厥寒热"疾病，预防、治疗这类疾病的有效方法也是采用"导引按蹻"。相传大禹治水为防寒祛病，发明了一种"禹步"，唐代著名医学家孙思邈的《千金翼方·禁经》对此做了介绍，说禹步"以三步作一闭气，则九步即三过闭气也"，实际上也是一种气机导引祛病养生的方法。《史记》则有记载说，张良"性多病，即导引不食谷"。1984 年湖北江陵张家山第 274 号汉墓出土的《引书》，按照《黄帝内经》"引谓之导引"的说法，可谓是一部导引专著。而隋朝太医令巢元方著《诸病源候论》，通篇介绍导引祛病养生处方，针对不同的病给出不同的导引处方，为后来的导引祛病养生发挥了积极的作用，被誉为导引祛病养生百科全书。

所谓导引，其实就是当今人们称谓的一种气功。中国古代先秦之前并没有气功一词，多以导引、吐纳、行气、坐忘、守神等表达。气功一词最早见于晋代道士许逊所著《净明宗教录》，但其意义要旨在于修炼道。气功一词被赋予现代意义并传播开来，则得益于党和政府的重视。20世纪50年代，刘贵珍领导的河北气功疗法小组积极推广气功祛病养生，产生了良好的社会影响，得到了国家卫生部（现卫健委）的肯定与嘉奖，气功从此广为流传。

气功作为中国优秀传统文化之瑰宝，如今被划分为医疗气功和健身气功两大类，分别由国家中医药管理局和国家体育总局负责管理，但不论哪一类，都与导引有着深厚的渊源关系。医学气功指导人们祛病康复，导引尤其是意识导引、是常用的方法。《健身气功》中的易筋经、五禽戏、六字诀、八段锦等功法，也都源于中国古代导引术，《健身气功》中的马王堆导引术，则直接以湖南长沙马王堆出土的帛画导引图为蓝本编创。

可见，导引这一古老的祛病养生方法，尽管被现代时髦的气功一词所掩盖，但抽丝剥茧，仍可发现其应有的独到价值。我们这里将要介绍的导引排石法，既有语言导引，也有肢体导引，更有意识导引，也是中国这一古老导引术的现代创新运用。

导引排石是在中国哲学"气一元论"思想指导下对"气聚有形散无形"的现代应用，其排石机理在于运用意识和相应肢体语言导引相结合作用于气功态下的结石患者，并配以患者自我导引，刺激其体内腔管弹性增强活力、结石松散，从而将可排之石，通过其胆管导入肠道，再由肠道排出体外。

§6.2 导引排石理论

导引排石法，是有别于常规医疗手术取石和药物排石的一种独特的排石方法。关键在于对气的运用，通过一种特殊的导引方法启动结石患者自醒的疏肝理气功能，进而导引排石。因此，中国哲学论天人合一，是我们导引排肝胆结石必须坚持的一个基本理念，只有讲究天人合一，才有同频共振，才能收到理想的功效。

6.2.1 人体胆道结构为导引排石提供了通道

胆道归属人体消化系统，包括各级肝内胆管，左、右肝管、肝总管、胆囊、胆囊管、胆总管。肝内胆管起自毛细胆管，汇集成小叶间胆管，肝段、肝叶胆管及肝内部分的左右肝管。左、右肝管出肝后，在肝门部汇合成肝总管。肝总管直径为 0.4～0.6cm，长约 3cm，最长可达 7cm，其下端与胆囊管汇合形成胆总管，长 7～9cm，直径 0.4～0.8cm。

80%～90% 的人的胆总管与主胰管在肠壁内汇合，形成一个稍膨大的胆胰壶腹。在壶腹周围，有一组能控制胆胰管口开闭的肌肉包绕，叫奥迪括约肌，主要包括胆管括约肌，胰管括约肌和壶腹括约肌，它具有控制和调节胆总管和胰管的排放，以防止十二指肠内容物反流的重要作用。末端通常开口于十二指肠乳头。胆总管和主胰管分别开口于十二指肠者约占 15%～20%，结石容易在壶腹滞留。

胆囊是一个呈梨形的中空性器官，分为底部、体部、颈部。底部呈球状，约有半数以上成人，底部稍突于肝缘外，呈游离状。体部较膨大，与横结肠相毗邻，在近肝门处即变细而成为胆囊颈。胆囊颈向下延续为胆囊管。颈部的颈上部呈囊性扩大，部分胆囊壁向外凸出形成胆囊袋，这一囊袋是结石最容易停留的地方。胆囊管内有螺旋状黏膜皱襞，就像阀门似的可以控制胆汁的出入，结石从胆囊移至胆囊管，常常嵌顿于此，引起胆囊管的梗阻。

导引排肝胆结石的通道，正是根据胆道结构，顺着那些管道排入肠道，再由肠道随大便排出体外。从肝内胆管至肝总管到胆总管至十二指肠通向肠道，是肝内胆管结石和肝总管、胆总管结石导引排出的通道。从胆囊到胆囊管到胆总管到十二指肠通向肠道，是胆囊结石排出的通道。

6.2.2 人体胆道功能为导引排石提供了便利

胆道具有分泌、储存、浓缩与输送胆汁的功能，对胆汁排放进入十二指肠起着重要的调作用，这为导引排石提供了便利。

一般情况下，成人每日分泌胆汁 800 ~ 1200mL。胆汁主要由肝细胞分泌，约占胆汁分泌量的 3/4，胆管细胞分泌的黏液物质约占 1/4。胆汁中 97% 是水，其他成分主要有胆汁酸和胆盐、胆固醇、磷脂和胆红素等。胆汁呈中性或弱碱性。如果遇到弱碱性的胆汁患者，可嘱其饮用适量弱酸作为导引排石之辅助手段。

胆汁受神经内分泌的调节。迷走神经兴奋，胆汁分泌增加，交感神经兴奋，胆汁分泌减少。促胰液素、胃泌素、胰高糖素、肠血管活性肽等，可促进胆汁分泌，其中促胰液素的作用最强。生长抑素、胰多肽等则抑制胆汁分泌。胃酸、脂肪和蛋白质的分解产物由胃进入十二指肠后，刺激十二指肠黏膜分泌促胰液素和促胆囊收缩素，两者均可引起胆囊平滑肌收缩和奥迪括约肌松弛。

由于人体处于放松入静的气功态下，可使副交感神经、迷走神经兴奋，迷走神经兴奋可以刺激胆汁分泌增加的这一人体自备生理机能，为人体处于气功态下运用意识导引结石随胆汁进入肠道排出体外提供了生理基础。

当人体进食脂肪和蛋白质后，奥迪括约肌就舒张，便于使胆囊内的胆汁通畅地经胆囊管、胆总管流入肠道，参与食物的消化。非进食期间，奥迪括约肌处于收缩状态，胆汁贮存于胆囊内，这也给导引排石提供了生理基础。

值得一提的是，胆红素对肝细胞有毒性作用，它溶于脂却不溶于水。胆红素在肝内与葡萄糖醛酸结合，结合胆红素为可溶性，随胆汁排入肠道后又被重吸收，形成胆色素的肝肠循环。由于人体的差异性，有的人先天性缺乏醛酸基转氨酶，致使胆色素在肝内未能与葡萄糖醛酸相结合，从而导致胆红素偏高损伤肝脏，或当胆道感染时，大肠埃希菌所产生的 β- 葡萄糖醛酸酶将结合性胆红素水解成为非结合性胆红素，易聚结析出与钙结合形成胆红素钙，促发胆色素结石形成。

由先天性转氨酶缺乏引起胆红素偏高，其毒性作用导致肝脏受损引起炎症产生结石，如果不及时排石，任其滞留肝脏，有可能结石又引起炎症，这样一种炎症与结石互为因果的关系链，进一步破坏肝脏功能，导致肝硬化、肝腹水等，甚至还可能恶化癌变。而对于这一类结石患者，运用导引排石法排石可谓是最佳选择方案。

6.2.3 气功意识活动为导引排石提供了动力

气功意识活动是气功态下运用意识的作为，是气功锻炼的常有做法。张广德在国家体育总局健身气功管理中心编的《健身气功知识荟萃（二）》撰文"健身气功意气形之我见"指出，意守劳宫穴 3 分钟后比意守前的皮肤点温度平均升高 0.5℃。肖微等在《中国医学气功学会 2014 年学术论文集》撰文"气功意守劳宫红外热象图的变化"则指出，气功师在意守劳宫穴时，劳宫穴的温度与意守前相比均升高，产生这种现象的原因，是由于练功意守时气运行的加快（以意引气）及由此出现的血流加快（气行血行）有关，表明练功过程中意识活动对人体产生的影响是客观存在的。

气功意识活动，有利于开发人脑潜意识，提高人的祛病康复机能。人的潜意识是深层而稳定的，通常情况下不被人的意识所左右，例如心跳、血流、呼吸、肠胃蠕动等，但反复强化刺激某种意识活动，也会激发人的潜意识，使原本属于潜意识的行为转化为意识行为。例如气功三调中的调息，人们通常是用胸式呼吸的，但气功习练者可以通过意念导引，将常人的胸式呼吸改为腹式呼吸，也可以将顺腹式呼吸改为逆腹式呼吸，还可以通过意念调整呼吸的频率，便呼吸缓慢，达到所谓的"其息微微"。又如练气功强调的调心放松，既可以"以一念代万念"，也可以"分段放松"或"三线放松"，集中强化这种放松意识，身体也就容易放松下来。再如练气功的内气寻经运行，尤其是静功功法，没有外在的肢体导引动作，主要是内心的一种意念，更是意识主导的结果。

有研究表明，一个概念被重复 30 次之后，则会被潜意识所接受。导引排石的动力机制亦在此，通过反复强化刺激相关部位，从而形成排石合力。

6.3 导引排石功法技术

导引排石法，是运用意识配以特殊手法进行导引排石方法，有施术者授功导引排石和患者自我导引排石两大部分。授功导引是施术者运用一定的方法激惹结石，进而激发结石患者自身潜能与施术者互动排石，自我导引是结石患者在施术者指导下运用自我意识配以一定的运动术式导引排石方法。

6.3.1 适应证

隋朝太医令著《诸病源候论》，其中没有一剂药方，通篇介绍的是导引疗疾方法，与现代医病强调对症下药一样，强调不同疾病应使用不同治方，不同的是所阐述的治方不是药物方，而是导引方，可谓是我国古代导引干预疾患的处方大全。当然，尽管导引具有祛病强身的功能，但也不是万能的，同样有个适应证的问题。

一般而言，只要没有运动受限，意识活动没有障碍者，均可适用这里介绍的导引排石法。但是，对肢体运动受限、智障或精神病患者，是不合适使用导引排石法排石的，对结石症急性发作和健康状况不明者，导引排石可能受到局限。因此，导引排石功法技术需按下列步骤进行。

首先是筛选。一般是要求结石患者进行导引排石前提供医院检查报告，通过 B 超等医检报告判定结石大小及所处的位置等，而做此安排的前提是无意识活动受限和肢体运动受限者。筛选方案可参阅第 9 章运动导引防结石的"适用范围"。

其次是告知。即要告知结石患者将接受的是导引排石法及其可能存在的运动风险。理论上讲，几乎没有无风险的运动，导引排石也不例外。自我导引时要防止运动相关损伤，发生概率跟普通的低风险运动，如拉伸类相当。

最后是排石。即结石患者选择导引排石方案进入实施阶段。

需要强调的是，在实施排石技术操作之前，施术授功导引者和排石者需了解人体胆道系统结构及其生理生化功能，掌握一定的导引知识，具备运用意识活动能力，熟知结石排出的通路。

胆囊结石排出通路，即是从胆囊沿胆囊颈到胆囊管进入胆总管，再经胆总管进入肠道排出体外。结石若在胆囊管，则沿胆囊管进入胆总管，再由胆总管进入肠道排出体外。

肝内胆管结石排出通路，即是从肝内胆管沿左右肝管到肝总管，再由肝总管进入胆总管，然后由胆总管进入肠道排出体外。

肝外胆管结石排出通路，即是从肝外胆管结石滞留处沿肝外胆管导向胆总管，继而由胆总管进入肠道排出体外。

6.3.2 排石方法

排石方法除了动作术式外，意识活动不可或缺。为便于同频共振，授功导引者在施术前需授心法口诀：授功排石，请听口令，放慢呼吸，全身放松。嘱排石者进入气功态，从头到脚松得越松越好，并用分段放松法导引排石者跟随导引口令逐项放松身体各部。在"松……松……松……"的语言导引之后，又嘱排石者意念"结石粉碎排入肠道"。随后进入排石术式。

排石术式可取立式或坐式和卧式，具体需因人而异。一般取立式和卧式，身体较虚弱者，可取坐式和卧式。卧式主要针对胆囊结石患者设立，一般采用左侧卧，也可先右侧卧再左侧卧，侧卧取睡仙功姿势。

立式是授功导引排石常有的做法。共有五个术式，即里应外合醒石、拉气开合扩张、铁杀神手搬运、铁杀神手碎石、敲山震虎落石。

术式一：里应外合醒石

排石者两脚开立与肩同宽，两脚掌平行站立，双腿微屈，沉肩坠肘，含胸拔背，舌顶上腭，虚灵顶颈，全身放松，目视正前方，垂帘，进入气功态。两授功导引者分别于排石者前、后偏右侧位置开步自然站立，相距排石者约50cm。站立在排石者右前方的授功导引者授心法口诀，之后，与站立在排石者右后方的授功导引者，分别在排石者肝胆区域体表投影前、后靠近排石者约10cm处，左手掌在下掌心朝上，右手掌在上掌心朝下，两手呈空心掌相对，快速击掌6拍3个回合。即排石者右前方的授功导引者快速击空心掌（如图6.1）6拍后，紧接着排石者右后方的授功导引者快速击空心掌（如图6.2）6拍。而授功导引者如此交替快速击空心掌各3遍。击掌时意念：聚能合力，结石松散粉碎。

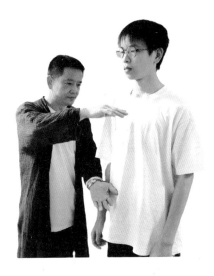

图 6.1　前击掌

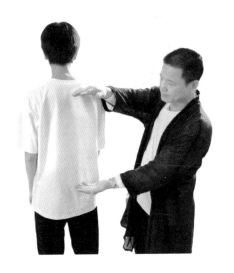

图 6.2　后击掌

术式二：拉气开合扩张

排石者进入气功态。

首先，授功导引者立于排石者右侧，扬起两手小臂使两手掌心相对，其中右手掌心距离排石者体前腹部肝胆区域约 10cm，左手掌心距离排石者体后腰背部约 10cm，做快速前后拉气运动 36 次（如图 6.3）。意念：聚能合力，胆道扩张。胆囊扩张、胆管扩张、奥迪括约肌松弛开放。

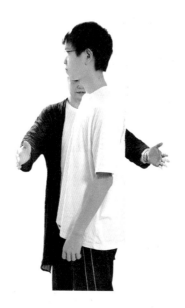

图 6.3　前后拉气

其次，授功导引者立于排石者体前，扬起两手小臂使两手掌心相对，其中左手掌心距离排石者右侧右手肘关节部位约 10cm，右手掌心距离排石者左侧左手肘关节部位约 10cm，做快速左右拉气运动 36 次（如图 6.4）。意念：聚能合力，胆道扩张。胆囊扩张、胆管扩张、奥迪括约肌松弛开放。

再次，授功导引者立于排石者右前方，扬起两手小臂使两掌背相对，两手掌距离排石者右腹部肝胆区域约 10cm，做快速拉气运动 36 次（如图 6.5）。涵盖胆囊、胆囊管、肝脏、左右肝管、肝总管、胆总管。意念：聚能合力，肝胆扩张。胆囊扩张、胆囊管扩张、各级胆管扩张（如图 6.6）。

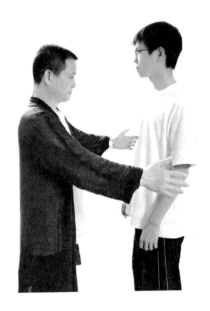

图 6.4　左右拉气

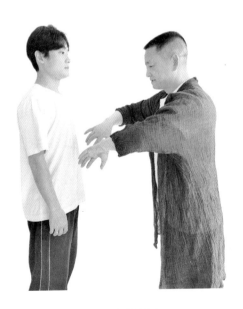

图 6.5　腹前拉气

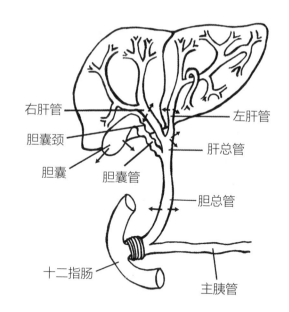

右肝管

胆囊颈

胆囊

胆囊管

左肝管

肝总管

胆总管

十二指肠

主胰管

图 6.6 胆道扩张示意

术式三：铁杀神手搬运

首先，授功导引者站立于排石者右侧约 30cm 处，扬起两手小臂使两手掌心相对，其中左手掌心距离排石者体后腰背部约 10cm，右手掌心距离排石者体前腹部肝胆区域约 10cm，两手掌以掌心劳宫穴为中心点，运用手腕和手指各关节的灵活性，做快速挟持式螺旋搬运运动 36 圈（如图 6.7）。意念：聚能合力，搬运结石进入肠道。胆囊结石沿胆囊颈到胆囊管再到胆总管之后进入肠道，胆囊管结石沿胆总管进入肠道。肝内胆管结石沿左右肝管到肝总管再到胆总管之后进入肠道，左右肝管结石沿肝总管再到胆总管之后进入肠道。

其次，授功导引者站立于排石者右前方约 50cm 处，扬起小臂使双手掌心相对间距约 10cm，左手在下，右手在上，左

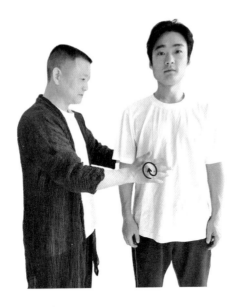

图 6.7　挟持式螺旋搬运

右手掌间如含抱一气球状，做快速离心式螺旋搬运运动 36 个转圈（如图 6.8）。意念：聚能合力，搬运结石进入肠道。胆囊结石沿胆囊颈到胆囊管再到胆总管之后进入肠道，胆囊管结石

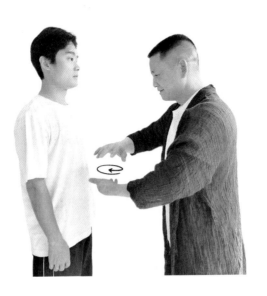

图 6.8　离心式螺旋搬运

沿胆总管进入肠道，肝内胆管结石沿左右肝管到肝总管再到胆总管之后进入肠道，左右肝管结石沿肝总管到胆总管之后进入肠道。

再次，授功导引排石者站立于排石者体前约50cm处，右手小臂向前平伸，五指朝前，掌心朝下，置于排石者胆总管与其十二指肠交汇处的体前约10cm，左手掌扶托右小臂，右手掌做快速上下掏耙式起伏运动36次（如图6.9）。意念：聚能合力，奥迪括约肌松弛开放，管道通畅，结石沿管道通路源源不断进入肠道（如图6.10）。

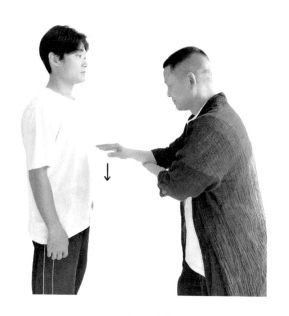

图6.9　掏耙式搬运

天下武功以快为上，铁杀神手搬运亦不例外。在做导引排石搬运时，无论是挟持式螺旋运动还是离心式螺旋运动，即便是掏耙式上下运动，都要求速度越快越好，快速运动的频率以每秒不少于2～3次为上。要达到这样快的运动频次，需要经过一

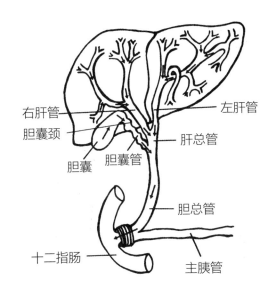

右肝管

胆囊颈

胆囊　胆囊管

十二指肠

左肝管

肝总管

胆总管

主胰管

图 6.10　排石运行路径示意

定时间的勤学苦练，要诀在于全身放松，不仅身体要放松，尤其是腕关节，而且心理也要放松，做到松而不懈。

术式四：铁杀神手碎石

授功导引者站立于排石者右前方约 1m 开外，在体前空中行太极云手捞气甩向排石者右腹部肝胆区域授功碎石（如图 6.11～图 6.18）。左右云手运掌捞气甩手授功碎石交替进行各 6 次，也可先左手连续授功 6 次，再右手连续授功 6 次。意念：聚能合力，结石粉碎。授功毕，需做引气归元，收功至少 3 次。

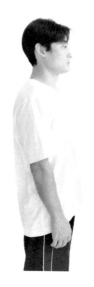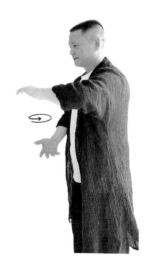

图 6.11　左捞气碎石 A

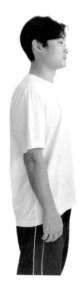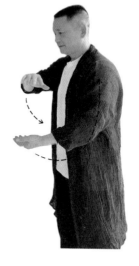

图 6.12　左捞气碎石 B

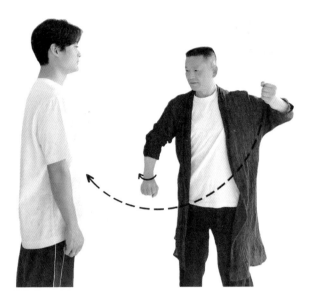

图 6.13　左捞气碎石 C

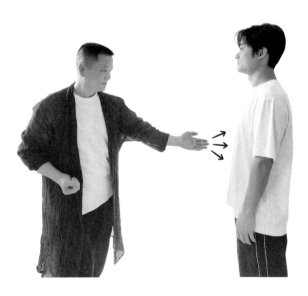

图 6.14　左捞气碎石 D

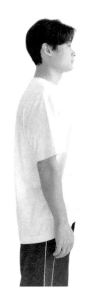
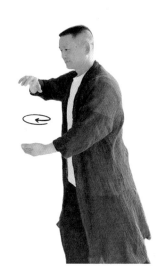

图 6.15　右捞气碎石 A

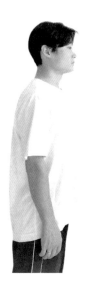
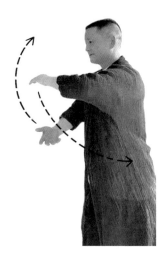

图 6.16　右捞气碎石 B

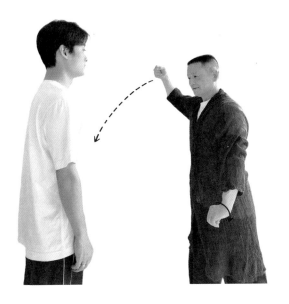

图 6.17　右捞气碎石 C

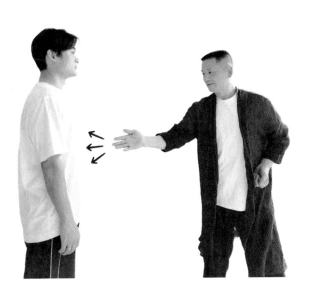

图 6.18　右捞气碎石 D

术式五：敲山震虎落石

授功导引者站立于排石者右侧约 30cm 处，右手掌成 45° 角斜对排石者右腹部肝胆区域稍下位置，大拇指朝前，余四指扶按排石者右腹部胆囊部位并向上托起，同时左手掌由排石者腰部沿背向上抹运至排石者右肩，并由掌变为空心拳，快速捶击排石者右肩 6 次，重复 3 遍捶击排石者右肩 6 次（如图 6.19，图 6.20）。意念：聚能合力，结石剥落。

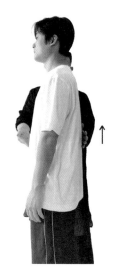 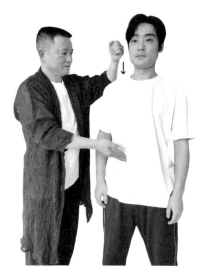

图 6.19　托胆运掌　　　　　图 6.20　托胆捶肩

以上五个术式，可根据排石者结石状况的不同重复叠加进行。坐式与立式的排石术式相同。卧式除术式五敲山震虎落石不用外，另四术式均可适用。需要注意的是，胆囊结石卧式必不可少。卧式取左睡仙功为宜，可稍抬高下肢部位，取胆囊向胆囊颈至胆囊管倾斜体位为佳。

授功导引排石之后，可接着做疏肝利胆方的导气利胆进行自我导引排石。导气利胆术式，参阅本书第9章运动导引防结石的主选功法。

顺便交代一句，授功导引过程中，大多数人有体征反应，如腹部肝胆区域的气流穿透感，牵制胀痛感，腹部隐痛感，有的大便次数较往常增多，肩背等局部有牵涉性胀痛、蚁爬感，腹部暖流或凉风感等，这些都是排石效应，不必担心，个别还可能出现绞痛现象，也不必惊慌，这也是一种排石效应，一般是因胆管较细导致暂时结石嵌顿，可通过授强功化解。也有极少数人在授功导引排石过程中没有什么反应，这也是个体差异的正常现象，不必刻意追求排石体征表象感观。无论感观如何，要以排出结石或改善体征为检验排石效果。

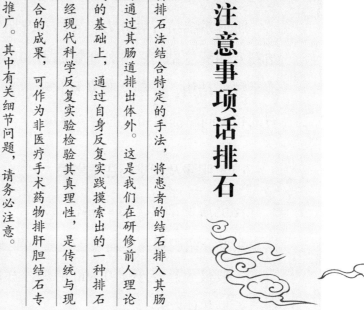

⑦ 注意事项话排石

本导引排石法结合特定的手法，将患者的结石排入其肠道，再通过其肠道排出体外。这是我们在研修前人理论与实践的基础上，通过自身反复实践摸索出的一种排石方法，经现代科学反复实验检验其真理性，是传统与现代相结合的成果，可作为非医疗手术药物排肝胆结石专科项目推广。其中有关细节问题，请务必注意。

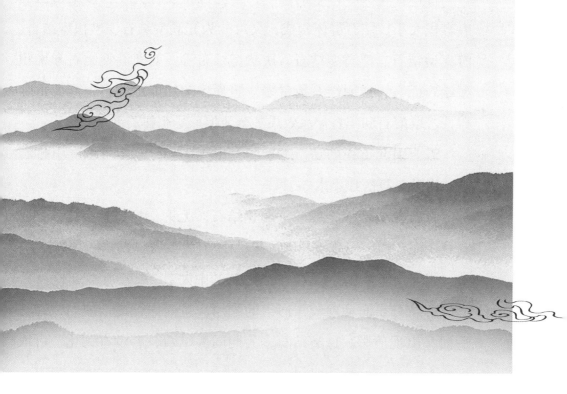

7.1 胆囊胆管排石注意事项

胆道系统结石可分为胆囊结石及胆管结石，也可细分为胆囊结石及胆囊管结石、肝外胆管结石和肝内胆管结石，这里根据胆道系统的结构，分别从胆囊及其胆囊管、肝内外胆管入手，就排石的相关问题提出相应的注意事项。

7.1.1 胆囊及管排石注意事项

这里所谓的管，是特指胆囊管，有别于肝内外胆管。因此，这里主要介绍胆囊及胆囊管排石注意事项。

一般最大直径小于 0.3cm 的泥沙样胆囊结石，采用导引排石法，效果甚佳。

直径在 1.0cm 以下的结石，常见以多发性为主，按结石占胆囊容积大小、结石群体构成，又可分为充满型结石、堆积型结石、游离型结石、浮游型结石、块状型结石等。对充满型结石和堆积型结石而言，说明结石数量多，胆囊运动功能已经丧失或严重障碍，若取溶石和碎石疗法效果甚微，但取导引排石效果很好。

需要引起重视的是，一旦胆囊出现胆瘘，则不可取导引排石法，需及时行医疗手术。

直径在 1cm 以上的较大胆囊结石，无论一粒还是多粒，只要是属于泥沙样结石裹团，则可通过授功使结石松散取导引排石法。

当然，如果是属于结构相当紧密的中大型结石，则要具体分析。

若结石表面呈现较强回声的光团，且向内部逐渐减弱，结石后面又出现声影。这类结石多为胆固醇结石，若没有钙化，可取体外冲击波碎石，或口服溶石剂，亦有良好效果。

若结石的浅部出现一狭窄的强回声光团，伴有一强声影，有的还在结石中心部位又出现一强光团。这类结石多为伴有钙化的结石，显示为层状结构。取溶石或碎石治疗，均难以收到令人满意的效果。

若属 B 超检查过程中显示结石光团，但光团回声较弱，声影亦较模糊不清。则多为色素结石，取溶石或碎石治疗没有效果。但色素结石多为胆囊内黑色素结石，可取导引排石法，会收到良好效果。

这里需要注意的是，虽然胆囊管结石相关注意事项与胆囊结石注意事项大体相同，但不同的是，结石有时会滞留胆囊管，引起胆囊管嵌顿堵塞。一般出现这种情况，可以发强功化解。

但是，排石也需要循序渐进，若发强功急于求成，理论上不排除因此引起管道嵌顿堵塞。

7.1.2 肝外胆管排石注意事项

首先要清晰肝外胆管的生理解剖结构。肝外胆管是指从肝门到十二指肠乳头的管道，主要包括肝总管和胆总管。左右肝管在肝门处汇合成直径为 0.4～0.6cm，长 3～7cm 的肝总管，有时肝总管前方有肝固有动脉发出的肝右动脉或胆囊动脉穿过，6%～10%的人有副肝管，1.4% 的人可无肝总管，这样的个体差异，应注意解剖学的异样对症授功。一般是肝总管下端再与胆囊管相汇合形成 7～9cm 长的胆总管。胆总管直径 0.4～0.8cm，其末端与胰管汇合斜穿过十二指肠降段内侧壁，开口于十二指肠乳头。

胆总管与主胰管在肠壁内汇合，形成一个稍膨大的部分，称为瓦特氏壶腹，也叫胆胰壶腹，结石也容易留在这里。

其次要弄清楚肝外胆管结石大小。结石小于胆管内径，可以通过导引排石法排石。非裹团结石且大于胆管内径，建议通过手术取石；若属小结石或裹团，还是可以通过授功导引排石的。

泥沙型肝外胆管结石，手术一般难以取净，但通过授功导引排石效果不错。这里也有个棘手的问题就是结石滞留胆胰管壶腹里的问题。为避免这一问题的发生，在授功导引排石过程中，一是在结石滞留处需发强功扩张胆管并行搬运术，不仅只将结石搬全十二指肠，而且还要进一步搬运至肠道中下段。二是在胆道上游授功，但对胆道下游授功疏浚胆道，通畅结石排出路径，如若还不能解决这一问题，须及时就医处置。

7.1.3 肝内胆管排石注意事项

肝内胆管结石是当今世界性医学难题。结石初生时多为泥沙型，由于肝内胆管细小弯曲多分支，结石可能呈弥散状存在于某一支或多支肝内胆管，且直径小于0.2cm的结石又不易被B超检查到，且早期多无明显临床症状表现，因而具有一定的隐蔽性。

但因肝内胆管结石裹团堆积堵塞肝内胆管或下行进入肝外胆管导致胆道梗阻引发炎症时，可能会出现胆绞痛、寒战、高热及黄疸等症状。结石滞留阻塞肝内胆管致使胆汁排出不畅或受阻，也可能出现寒战及高热现象，甚至可能出现中毒性休克。

肝内胆管结石若不能得到及时干预处理致使长期阻塞肝内胆管，还可能导致受阻区域肝组织萎缩。进而出现没有受阻的正常肝组织增生代偿，继而随着代偿部分的增大及萎缩部分的缩小，引发肝脏畸形，致使胆囊出现位移，可能并发新的问题。

肝内胆管结石临床上一般采取肝叶切除手术解决，但肝胆管结石的患肝组织，如果本来还具有功能，甚至功能正常，仅因为被无法去除的结石阻塞了胆管，就跟结石一起被处理掉，这是"杀敌一百，自损三千"的低级解决方案。手术不但难度大、费用高，而且难以根治，后遗症多，死亡率也较高。另，手术去掉了结石，但并未去除产生结石的因素。同时，不是所有患者都有条件承受肝叶切除手术。

而我们根植于中国哲学气文化的导引排石法，对肝内胆管结石的效果，在所有类型结石里，比较而言恰恰是最好的，往往有"四两拨千斤"的奇效。30多年的排石经验告诉我们，肝内胆管结石，依据气学理论，按照胆道系统结构（参见本书第六章图6.10排石运行路径示意）运用意识导引，一般3天便可见有结石排出，排石率可达98%，通过B超复查，结石光团也会有明显的改变，或由大变小由粗变细，或由强变弱由明变暗，乃至消失。去结石，畅通胆道，保留脏器，恢复功能，可以真正实现疾病的逆转，属于理想的高级解决方案。

7.2 术后再生排石注意事项

结石体征者易生结石，即使排出了结石，往往还会复发，一般有50%复发率，复发频率周期为3～5年。术后再生结石，有一般性术后再生结石、再生结石伴并发症、再生结石嵌顿胆管等不同情况。

7.2.1 术后再生结石注意事项

这里所论术后再生结石，是指一般性术后没有其他并发症发生的结石。一般性术后，多为胆囊切除手术之后，当然，也有之前并没有切除胆囊，而是因患肝内外胆管结石做了手术。

第一，保胆术后再生结石注意事项。参阅 7.1.1 胆囊及管排石注意事项，7.1.2 肝外胆管排石注意事项及 7.1.3 肝内胆管排石注意事项。

第二，胆囊切除术后再生结石注意事项，参阅 7.1.2 肝外胆管排石和 7.1.3 肝内胆管排石注意事项。

7.2.2 术后再生结石伴并发症注意事项

术后再生结石伴并发症，应确诊是怎样的并发症，如果不是因结石引起的并发症，需患者先自行处理其他病症，以避免排石不必要的风险。如果是因结石引起的并发症，也应该确认通过排石可以消除那些并发症，比如说因结石堵塞胆道造成的绞痛、腹胀等，则也需在确保安全环境下进行排石。但如果遇到排石不能消除的并发症，则另当别论。建议及时去医院就医，以免延误病情。

7.2.3 术后再生结石嵌顿胆管注意事项

术后再生结石嵌顿胆管，如果遇到的是属于大中型钙化结石，建议患者当机立断再次手术。如果遇到的是属于泥沙性小结石裹团，则可以通过授功导引排石。

7.3 自我导引排石注意事项

自我导引排石，在授功导引排石后，可以继续按照导引排石设计的自我导引排石方法自行排石，它是一种较好的预防结石再生方法。详见第9章运动导引防结石的相关术式。

自我导引运动以餐后1小时内为宜，因为根据人体胆道系统生理解剖及其自带功能，当人体在进食脂肪和蛋白质后，奥迪括约肌就舒张，使胆囊内的胆汁通畅地经胆囊管、胆总管流入肠道，参与食物的消化。非进食期间，奥迪括约肌处于收缩状态，胆汁贮存入胆囊内。人体这一自带生理功能，给自我导引排石提供了便利条件。

7.4 解答导引排石常见问题

授功导引排石法问题解答，无论是对结石患者还是学习导引排石技术者，抑或是导引排石指导老师，均具有一定的参考价值。

问：授功导引排肝胆结石一般需要多少天？什么情况下方可认为结石基本排净？

答：这个问题是排石常常首先遇到并提出的问题，但因个体有差异，排石时长因人而异。

根据结石的数量、所处位置及其身体状况等因素的不同而不同。一般授功导引3天，即可见有结石排出，可排之石排净，少则需10天左右，多则需30天，甚至数以月计。大多为10～20天。

排石时长还与结石患者身体状况每天能接受的授功排石次数频率有关。一般每天授功导引 2 次，大约需要 15 天 30 次；每天授功导引 3 次，为 10 天 30 次；每天授功 4 次，为 8 天 32 次。

当然，这也不是绝对的，我们在实践中发现，有的结石患者接受授功导引排石一周即可，有的则长达 2～3 月，甚至更长，这需要根据人体差异，对症授功，灵活运用，具体情况具体对待。

所谓排净，是指可排之石排净。结石光团消失加上大便中基本上冲洗不到结石，或结石光团虽未消失，但排石过程中排出的结石量成倍于 B 超所见量，同时每天在大便中冲洗到的结石由多变少甚至没有，自觉症状体征逐渐在消失，方可认为结石已基本排净。

事实上，排净是相对的，排不净是绝对的。因为结石的形成大都由不良生活习惯所致，而人一旦形成结石体征，即使排出了结石，往往还会再生，就好比我们手机里的垃圾清理了还会再生一样。要想不再生结石，需要从根本上改变不良生活习惯，建立良好的生活方式，并坚持习练肝胆保健法，如本书介绍的运动导引防结石的功法等。

问：导引排石为何定义为养生项目？没有学过医不懂解剖知识怎么办？

答：导引排石，它并无中西医治疗胆石症的常规措施或手段参与，是运用中国气功导引术这一优秀传统文化坚持创新性发展创造性转化的结果，故将它定义为养生项目更名副其实。

学没学过医，与懂不懂解剖知识并不是一一对应的关系。学医固然需要学习掌握人体解剖知识，但人体解剖学并非仅为医学生专修课程。事实上，体育学等一些其他学科也开设解剖学课程。学习掌握导引排石这种特殊方法，同样需要学习掌握一定的解剖学知识。

为排石进行理论铺垫，本书专设胆道系统解剖等相关知识章节，介绍肝胆解剖生理生化与胆石症和导引排石相关基本知识，通过学习本书相关知识作为排石理论基础。

肝胆结石属慢性疾病，运用这种特殊方法排结石可作为非医疗人士行肝胆保健养生项目应用实践。

问：导引排石为何要练功？功法选择有何要求？

答：导引，即中国传统气功的一种行气导引术。要掌握运用这种导引术，是需要在有经验的老师指导下持之以恒修炼的结果。长期修炼功法，既可修身养性、强身健体，又可通过练功打开劳宫等身体穴位，不断增强"外气内收、内气外放"之功能，还可通过练功沟通宇宙信息，实现同频共振效应。导引排石，是指通过特定的导引技术方法排出人体内的结石，要能做到如此功能者，需要坚持修炼一定的气功功法。

中国传统气功有数千年的历史，有不少有益于人们身心健康的优秀功法，如八段锦、六字诀、马王堆导引术等。导引排石，功法选择无特定要求。授功导引排石，应选择能"外气内收、内气外放"功法修炼。自我导引排石修炼功法，应选择有益于人们身心健康且按胆汁排放路径设计的导引功法。我们修炼的功法是首柱养生功[1]，这里提出来，也仅仅只是供操练者学习参考。

① 唐光斌.首柱养生功.长沙：湖南科学技术出版社，2014.

问：什么是首柱养生功？首柱养生功对排石效应如何？

答：首柱养生功渊源于洞庭湘水，承载着沅江雪峰文脉。是唐光斌根据民间拳师喻木秋（1898—1995）武学内功编创于 20 世纪 80 年代，功法分动功和静功两大部分，其功能作用主要在于保健养生，对诸如颈椎病、肾病、腰背痛、结石等一些慢病有一定的干预功效。21 世纪以来，首柱养生功动功作为社会体育全民健身项目由省级主管部门在湖南全省普及推广，习练者从中获得了健康，故该动功成了喜闻乐见的健身养生运动项目，产生了良好的社会影响。

首柱养生功动功部分内容可作为自我导引排石的基础功法，详见后面章节专门介绍。铁杀神手是喻木秋武学内功之一，其"外气内收、内气外放"修炼术式，可运用于授功导引排石修炼功法。唐光斌师承喻木秋武学内功铁杀神手并传予李卫林、郭泽良、钟吉满、潘材林、朱东、欧晓晴等，为肝胆结石患者排忧解难发挥了积极作用。李卫林则将铁杀神手发展演化成了一个湖南地方拳种——铁煞拳，并传予周志鹏、米先平、向晖、麻建辉、阿林（泰国人）等，先后在国内外开设铁煞拳馆。目前，铁煞拳以怀化为中心，由近及远，门人弟子及其习练者遍布世界各地。铁煞拳馆先后被评为湖南优秀武术馆校、湖南十佳武术馆校、湖南先进武术馆校，为湘西地区的民族传统武术传承和体育事业发展作出了突出贡献。

问：学练多长时间能掌握导引排石术？远程与面授学习怎样？

答：学练掌握导引排石技术时长因人而异，一方面与个人悟性的高低及是否积极参与到排石实践有关。另一方面与个人的勤奋度有关。导引排石实践性较强，如果不去积极实践，是很难掌握这门技术的。这里强调实践并不等于不要理论。恰恰相反，实践是指在掌握了一定理论基础上的实践。一般需要1～3年的专业理论学习和功法修炼才能进入排石实践，但有一定专业理论基础和功力且悟性较高者，通过3～5天技法学习即可进入实践，在实践中遇到问题再具体对待。

远程学习与面授学习均可，但实际效果则因人而异。

所谓远程学习，即是指按书本教材自学为主，通过网络与老师线上交流学习，具有可以不出门远行、不脱产花费少的优势；面授则需要与老师在一起面对面学习，需要出门甚至远行，学习成本固然会高些，但效果差异也是不言而喻的。一般而言，技术动作的学习需要教学反复实践，除非悟性特高者，则难以一次到位。因此，若时间条件允许，要想真正学好并掌握导引排石技术，建议选择面授为宜。

问：没有学过气功或修炼其他功法者也可以学习掌握导引排石技术吗？关键在哪里？

答：可以！

对于没有学过气功者可以通过学习做到，尤其是行自我导引术，易学易用，一学便会。

人都有气场，只是量级大小不同而已。一般而言，不练功者，气场较小，发气量级也较小。但也有例外，有的人先天气场量级较大。白板原理告诉我们，没有学过气功者，在有经验老师指导下修炼功法，很容易进入气功态，做到意到气到。通过修炼具备一定的功力后，掌握了正确的排石技术，长期坚持外导内行，都会有一定的效果。

至于修炼其他功法者，只要是有益于身心健康的功法，之前怎么练还可以怎么练，习练之前的功法同时习练导引排石功法，不但没有矛盾，而且可以相辅相成。

实践出真知。学习掌握导引排石技术关键在于学习掌握本书介绍的功法术式基础上的授功导引排石实践。实践中接触到的案例越多，技法操练会越娴熟。如果不勇于实践，是很难学到并掌握导引排石技术的。

问：首柱养生功在哪里可以学到？是不是很难学到?

答：首柱养生功自 20 世纪 80 年代流传至今，尤其是 2015 年首柱养生功由湖南省体育部门举办全省教练员培训班普及推广以来，长沙、益阳、岳阳、怀化、麻阳等地又陆续举办了教练员培训班，加之继湖南省体育部门将首柱养生功列入全省社会体育赛事活动系列之后，一些地方也在积极推广，首柱养生功成了群众喜闻乐见的湖南地方特色运动项目，很容易在湖南一些地方联系到首柱养生功教学指导员，可就近学习。

首柱养生功易学易用，可以先通过阅读湖南科学技术出版社 2014 年出版的《首柱养生功》一书进行了解学习。而且网上也有一些首柱养生功演练视频，学习起来非常便捷。当然，要弄懂悟透首柱养生功，除了掌握书本知识外，还要在实践中勤练实操、体悟，向练功有素、经验丰富的老师请教答疑。

问：导引排石法对泌尿系统结石是否有效？具体怎样?

答：导引排石法对泌尿系统结石也有效，泌尿系统结石包括肾结石、输尿管结石、膀胱结石、尿道结石。

导引排石法对肝胆系统与泌尿系统作用机理一样，只是路径不同而已。肝胆系统结石通过肠道随大便排出，泌尿系统结石通过尿道随尿排出。泌尿系统结石可以根据肾到输尿管通向尿道的人体结构解剖，按照肾到输尿管到膀胱到尿道的路径走向，授功导引排石，效果很好，而且输尿管和尿道结石的授功导引效果更佳。

泌尿系统结石导引运动处方，由 6 个导引运动式子组成，即转体贯气，踮脚踏地，罗汉撞墙，达摩面壁，牛蛙跳槽，金蛇抖腰。因本书主要介绍导引排肝胆结石，这里不再展开。

问：胆囊和胆道结石检查为什么首选 B 超并在上午空腹时进行？

答：B 超检查是一种安全、快速、简便和经济的检查方法，虽然 CT、MRI 也可以显示胆囊和胆道结石情况，但不作为常规检查方法。胆囊结石行 B 超检查准确率高达 95% 以上，能检出胆囊内 2mm 以上的结石，故一般胆结石检查首选 B 超。肝外胆管结石行 B 超检查准确率在 80% 左右。胆总管下端因受胃肠道气体干扰，行 B 超检查准确率较低，但若采用饮水充盈胃肠道或采用膝胸位检查，可提高到 70% 左右。肝内胆管结石行 B 超检查，准确率可达 90% 左右，但需与肝内钙化灶相鉴别，后者无远肝门端胆管扩张。根据胆管有无扩张、扩张部位和扩张程度，还可对黄疸进行定位和定性诊断，其准确率为 93%～98%。超声显示肝外胆管上段直径大于 5mm，中下段直径大于 10mm，即表示胆管扩张。胆总管以上扩张，提示胆总管下端胆胰管壶腹处梗阻。如肝内外胆管均未扩张，表示为非梗阻性黄疸。根据梗阻部位病变的回声影像可判别梗阻原因。结石呈强光团伴声影，肿瘤呈不均匀增强回声或低回声，不伴声影。超声还可检查诊断胆囊炎、胆囊及胆囊管肿瘤，胆道蛔虫、先天性胆道畸形等其他胆道疾病，B 超检查也可应用于开腹手术和腹腔镜手术中。

选择上午空腹做 B 超检查，是为了减轻胃肠道气体的干扰，提高 B 超检查的准确率。

问：正常胆道系统 B 超声像图是什么？典型的胆囊结石应具有什么超声征象？

答：正常胆囊的大小、形态和位置可能会因个体差异而不同。一般认为，胆囊长 5～9cm，宽 3～5cm，容积 40～60mL，胆囊管长 2～3cm，直径 0.2～0.4cm。胆囊壁厚度小于 0.2cm。

正常肝内胆道内径细小，超声声像图上都不显示。左右肝管直径 0.2cm 左右。正常胆总管长 7～9cm，直径 0.4～0.8cm。

典型的胆囊结石超声征象：B 超检查发现胆囊内有强回声团，随体位改变而移动，其后伴声影，即可确诊为胆囊结石。约有 10%～15% 胆石症患者结合含钙量超过 10%，这时腹行 X 线检查也可看到，有助进一步确诊，侧位照片可与右肾区别。

问：什么是慢性胆囊炎？什么是急性胆囊炎？

答：胆囊炎有慢性和急性之分。一般是由胆囊结石或其他原因导致慢性或急性炎症反应过程。慢性胆囊炎是胆囊持续、反复发作的慢性炎症过程，一般是因长期的胆囊结石引起。慢性胆囊炎一般没有明显症状，有的在饱食或进食油腻食物之后出现腹胀、右上腹不适或疼痛，也可能出现急性发作，如疼痛、呕吐，甚至引发急性胰腺炎等症状，这便是急性胆囊炎。急性胆囊炎多由胆囊小结石活动引起胆囊管阻塞所致。急性胆囊炎发作应及时就医处置。一般急性胆囊炎发生在夜间，若一时不便就医，坐床头放松身心可缓解疼痛。若是属结石引起的炎症，可通过授功导引化解。排出细小结石，清楚阻塞现象，急性炎症即可随之消除。

问：慢性胆囊炎和急性胆囊炎的 B 超显像怎样？

答：慢性胆囊炎和急性胆囊炎，行 B 超检查时有不同体现，个体差异明显。

慢性胆囊炎行 B 超检查，较轻微者为胆囊壁毛糙、不光滑、增厚。较严重者为胆囊壁增厚程度比较严重，可能会导致胆囊功能缺失、胆囊萎缩、胆囊收缩功能明显减弱。部分胆囊炎患者还可合并胆囊结石，表现为胆囊腔内有高回声或强回声结节。

急性胆囊炎行 B 超检查，主要表现为胆囊壁充血、水肿，严重者甚至会出现双边征，即进行 B 超检查时发现囊壁存在弥散性增厚，呈强回声和因水肿形成的环状低回声带，还有部分急性胆囊炎患者可能会出现胆囊饱满肿大，胆囊壁增厚。当胆囊引起化脓感染时，胆囊腔内回声通常不均匀。如果出现合并胆囊穿孔，在 B 超下可以表现为胆囊壁连续中断，并且可以在胆囊周围看到炎症性渗出积液。如果胆囊炎比较严重，用探头按压右上腹检查时，患者会出现剧烈疼痛，表现出超声墨菲征阳性。若出现急性胆囊炎致胆囊炎穿孔，须及时就医处置。

问：胆管结石 B 超显像及诊断准确率怎样？

答：胆管结石显像，肝内胆管与肝外胆管存在一定的差异。

一般胆石症，行 B 超检查时会显像胆管扩张，壁增厚，回声较强，管腔内有稳定形态的强回声团与胆管壁分界清晰，强回声团后方伴声影，随体位而移动。若强回声团显像在胆总管，可能出现胆囊体积增大，这种强回声团程度重者也可引起肝内胆管扩张。

肝内结石强回声团有沿左右肝管走向分布的特点，在强回声团后方伴有声影，有较大的形态大小差异性，可以表现为斑点状、索条状、圆形或边界不规则的片状区域。也可以导致肝外胆管轻度扩张。

肝胆合并胆汁淤积和炎症感染时，会出现肝脏肿大光点增粗，实质不均，可以看到有多发的脓肿。

结石滞留阻塞，则可见阻塞以上部位的胆小管扩张多与伴行的门静脉分支形成平行的管征，合并感染则可以呈现出囊状，但肝硬时，扩张并不是那么明显。

肝外胆管结石 B 超显像胆道扩张并出现强回声团块，形态相对稳定，后方伴有声影。

行 B 超检查，胆囊结石诊断准确率达 95% 以上，胆管结石诊断率要低一些，只有 80% 左右。胆总管下端结石，因受胃肠道气体影响几乎超不到，一般根据胆总管中上段扩张推测下端可能有梗阻，但可通过 CT 扫描诊断梗阻是否为结石引起。肝内胆管结石行 B 超诊断准确率也不如胆囊结石诊断准确率高，主要是由于肝内胆管细窄曲折等因素所致。一般情况下，肝内胆管直径小于 0.2cm 的结石尤其是软结石，是很难超到的。

问：导引排石效果怎样？确定结石能否排出的标准是什么？

答：导引排石并不是所有结石都能排出，比如说结构紧密坚硬的大结石，就不适宜选择导引排石。但是，超过胆道直径大小的所谓大结石，只要是松散裹团型结石，还是可以通过授功导引排出的。

通常情况下，可排之石经过 3 天导引排石法干预，便可见有结石排出，排石率可达 98%。

所谓可排之石，是相对于不可排之石而言的。有的结石结构紧致坚硬且超大，远远大于胆道内径可扩张的限度，授功导引化散不了，这类结石是排不出来的，我们称之为不可排之石。这里值得一提的是，胆囊内坚硬的大结石一般沉于胆囊体部，不会随胆汁移动阻塞胆囊管引发疾病。

结石能否通过导引排石法排出的标准只能是排石实践。通常情况下，授功导引 3 天，能见有结石排出便认为存在可排之石，可以继续行授功导引排石，直到可排之石排净，否则便认为存在不可排之石，不必继续行授功导引排石。排石效果与标准以排出结石改善体征的事实为证，行 B 超复查只能作为排石检验参考，因为直径不足 0.2cm 的小结石，尤其是肝内的小软结石，B 超很难检查到，而且行 B 超检查也只是检查到结石的一个截面，并没有多视角全方位反映出结石的全貌。

胆囊结石行 B 超检查准确率较高，但胆管结石，尤其是肝内胆管结石和胆总管下端结石，行 B 超检查准确率较低，容易产生漏诊或误诊。

问：经导引排石后行 B 超复查结石光团消失了，怎么还有结石排出来？

答：B 超检查诊断为慢性胆囊炎、胆囊息肉或胆管炎、胆管纤维化，通过导引排石也会有结石排出。有的经导引排石后行 B 超复查诊断为结石光团消失，但再通过导引排石又会发现还有结石排出。这是因为 B 超检查到的结石与通过授功导引排石排出的结石，或者量不对等，或者 B 超误诊、漏诊。有的行 B 超检查看到的结石不多，但通过授功导引排出的结石量却远远多于 B 超诊断出的结石量。有的经导引排石排出了大量结石，而且之前的一些不适体征随之也消失了，可排之石也排净了，但行 B 超复查时却发现与行导引排石之前 B 超检查结果无多大变化，甚至可能显示较之前有更多的结石，原因也都在此。有的结石依附在胆囊壁或胆管壁上并在慢性炎症过程中使一些细泥沙样小结石渗透到了壁的肌层内形成了纤维钙化层，即使可排之石排净，但这种渗入肌层里形成的纤维钙化层一时难以消去，行 B 超复查会发现较之前变化不大，或因 B 超技术设备原因，甚至可能还会发现较之前结石更多更大。但若仔细观察分析，会发现胆囊大小形态及胆道系统功能有所改善。

实践证明授功导引与排石有直接关系，除非可排之石排净，否则，授功导引便有结石排出。所以，我们检验排石效果的标准只能是排石实践。用授功导引的方法来检验可排之石是否排出或排净，而行 B 超复查，仅仅只作为一种排石效果的参考。

问：什么叫可排之石？排出的结石有什么异样？

答：所谓可排之石，是指通过授功导引可以排出的结石。一般 B 超诊断为泥沙结石，结石光团后伴声影较浅淡，呈絮状团块且所伴声影并不典型，这类结石是比较好排的，采取授功导引排石效果较好。B 超诊断出的有些大结石光团，只要是后伴声影不强甚至浅淡，多为泥沙堆积的团块，属质地疏松型，也是可以通过授功导引排出的。这些都可以称之为可排之石。那些质地坚硬结构紧密的大结石，结石大小超出了胆道直径的大小限度，属排不出结石，相对于可排之石，我们称之为不可排之石。

值得一提的是，可排之石与不可排之石可能同时存在。

实践说明，排出的结石有不同的形态大小和颜色。常见的有黑色、白色、褐色，还有混合彩色等，形态有泥沙型、颗粒型，也有圆形、棱形、方形、条状形等，因人而异。即便是同一结石患者，其排出的结石，也有不同颜色、形态、大小等，这与结石形成的漫长过程有关。人在不同年龄段的生活习惯、饮食起居及其新陈代谢是不完全相同的，因而即使是同一结石患者排出的结石也不尽相同，一般呈现出多颜色多形态结石。

问：授功导引排石有哪些反应？对患者身体有损伤吗？

答：授功导引排石体征反应因人而异。

授功导引排石，一般结石部位伴有轻微的牵制胀痛感、下腹部隐痛感。有的会感觉到结石剥落，有的则感觉到便意较往日频繁，表现为大便次数增多，如往常每日一次大便则可能增加至每日 2～3 次大便。有的还会有凉风感、暖流感、气机穿透感，等等。但也有的人什么反应也没有，不知不觉中也排出了结石。

气感敏感型的人能明显感知到排石的一些反应，因为它们是客观真实的反映。结石剥落流经胆道排入肠道排出体外的过程中，胆道细小狭窄与结石流动发生刮擦使牵制胀痛感发生，而结石进入肠道，又因肠道蠕动使肠道壁与结石接触擦碰刺激，使下腹出现隐痛感。这些是排石的正常反应，随着结石的排出会逐渐消退乃甚消失。

授功导引排石的过程是导引者聚能与排石者同频共振的过程，是能量交换、聚能的过程，只会对患者排石健康有帮助，不会对患者身体有损伤。

问：导引排石有风险吗？在哪？

答：导引排石有风险，最大的风险在于排出的结石过多过快地流向肠道，在此过程中结石会堆砌滞留，理论上有造成暂时性梗阻的可能，虽然迄今没有发生过，但仍需谨慎。

为避免导引排石风险，需按排石程序循序渐进，不可急于求成。结石排出的通路是从胆囊到胆囊管再到胆总管或从左右肝管到肝总管再到胆总管，最后从胆总管进入肠道排出体外。胆总管上端细下端粗，上端结石进入到下端，一般是不会阻塞管道的，但前提是循序渐进慢慢排石。否则有可能胆管上端结石流动太快，造成胆管下端结石积压滞留引起梗阻，因为胆胰壶腹容易使结石滞留。所以，授功导引排石一般 3 天可见有结石排出，但排石需要一个过程，为排石安全起见，建议干预周期为 10～15 天。

问：提取收集结石标本的方法意义何在？为何要教会排石者亲自淘洗大便收集结石？

答：提取、收集结石的方法，以沉淀法为宜。具体做法是将结石患者通过导引排石之后的大便盛入无杂质污物的便盆里，充分捣烂成泥浆状，加水稀释、搅拌、静置，将便液表面漂浮物倒掉；再加水稀释、搅拌、静置，再将便液表面漂浮物倒掉，如此反复多次至水清见底，若有结石便清晰可见，收集即可。收集结石标本便于进一步检验分析结石类型，进而有针对性地制定预防结石再生方案，因此，提取收集结石标本，意义更加深远。

教会排石者亲自淘洗大便不仅是为了提取收集结石标本，也可以使排石者亲自体验淘洗大便提取收集结石这一工作的艰辛与不易，更重要的是使排石者眼见为实，使其深刻体会提取收集到的结石正是其亲自排出的，且没有其他掺杂物，从而进一步增强授功排石的自信心。

问：不授功也能自行排石吗？结石与进食误吞入胃肠道的石头有何不同？

答：理论上讲，胆汁流出胆道进入肠道这一人体自备生理功能，细微小结石有可能随胆汁流出胆道，但这微不足道，大约有 2% 的这种自动排石概率，不足以改善结石疾患症状。所谓的 2% 自动排石，事实上也是很难收集得到的。倘若要证明授功导引与排石的关系，一个简便又行之有效的方法就是用同样的方法提取收集没有接受授功导引者的大便淘洗，其很难收集到结石，而对结石患者行授功导引后，淘洗其大便，一般在其第 3 次大便淘洗中便可明显见到结石，有的在授功导引之后的首次大便淘洗中即可见到结石。

至于质疑排出的结石的真实性，怀疑结石是进食时误吞入胃肠道的石头，只要将排出的石性物质拿去实验室做进一步的生化检验便可知晓。一般胆道系统结石含有胆红素，这是进食误吞入胃肠道的石头不具备的。

问：胆结石会复发吗？可以预防胆结石吗？

答：胆结石会复发。人一旦形成了结石体质是很容易生结石的，即便是有的人因结石做了胆囊切除手术，也还会复发结石在胆管里。结石可以发生在肝内胆管，也可以发生在肝外胆管。

结石是可以预防的，主要是改变结石体质，使身体处于健康状态。因为人处于不健康的病态下，胆汁中的胆盐、卵磷脂和胆固醇等成分本应保持一种平衡关系却被打破，从而盐析出沉淀物，即结石。人处于健康状态下，胆汁中的胆盐、卵磷脂和胆固醇等物质总是能够保持一种动态平衡，故而也就不会盐析结晶沉淀物产生结石。因此，要想不让结石形成或复发，就得从源头抓起，改变不健康的状态，使身体处于健康的状态。

第一，改变不良饮食习惯。不良饮食习惯是指经常不吃早餐，或三餐不定时，时早时晚，进食量时多时少，或经常暴饮暴食，又或是平时喜欢进食高糖、高脂食物。由于体内胆汁浓度增加，一些含量过多的成份就会以结晶的方式析出形成结石，或是经常不吃早餐，导致胆汁在胆囊中停留时间过久而析出晶体，形成体积较小或泥沙样结石。针对这一病因，我们可以从改变饮食习惯和改变饮食结构两个方面入手，清除结石产生的原因，通过一定的功法锻炼调节身体内环境，达到预防结合的目的。

改变饮食习惯，主要是指要定时定量进食食物，既不过饱，也不过饥，以免由于胆汁的分泌和排泄失常形成结石。

改变饮食结构，主要是指每日三餐营养物质的摄入量要均衡，可从以下四个方面考虑。

首先，可以适当减少日常饮食中碳水化合物的摄入，包括主食类如米饭、面食等，根茎类如马铃薯、红薯等，含糖量高的食物如饮料等。

其次，适量增加优质蛋白质的摄入，包括牛奶、蛋类、鱼肉等摄入量。

再次，适量减少生活中油脂的摄入量，包括食用油、动物脂肪及煎炸类食品，适当增加蔬菜、水果的摄入量。

最后，适当食用偏碱性的食物，以改善结石形成所需的偏酸性环境，达到预防结石形成的目的。

第二，改变不良的生活作息。现代人由于学习、工作、生活方式的改变，常常熬夜、喜静恶动、坐多动少，日久容易导致气血运行变缓，代谢产物堆积，胆汁停留在胆囊时间过久，经过胆囊的浓缩作用，析出结晶，继而形成结石。故在结石形成的早期，除了改变不良饮食习惯外，还应在专业人士的指导下，选择适合自己的锻炼方式，如首柱养生功、太极拳、导引、八段锦等，并根据自身情况，循序渐进地进行锻炼，以调畅气血，恢复阴阳平衡，达到排出体内毒素、改善身体内环境、预防疾病发生的目的。

第三，保持心情愉快。中医理论认为，肝主疏泄，是指的肝脏有疏调人体气机、舒畅情志、疏泄胆汁的作用。故心情愉快的状态下，肝的疏泄功能正常，体内气血充足，胆汁的分泌和排泄有序进行，则结石无处可生。

第四，早发现、早治疗。如果我们平时有定期检查身体的习惯，那么，通常在结石形成的早期，或极早期，就很容易被发现，即使体内有少量泥沙状结石，也不必惊慌，可在改变不良饮食、不良生活习惯的同时，在医师指导下，选用1～2味中草药，煎汤代茶饮，并定期检查，密切观察病情变化，若有不适，及早就医，以免延误治疗。如果是短期内进食了过多高糖、高脂，或煎炸类的食物，导致身体出现轻微不适的情况下，也可选用1～2味具有消脂作用的中药，煎汤代茶饮，以减少脂肪在体内的堆积。

8 典型案例排胆石

这里介绍一些具有一定代表性的胆道系统结石典型实例并加以分析，不仅是胆石患者可考可鉴的宝贵资料，也是进一步开展科学研究的第一手材料。

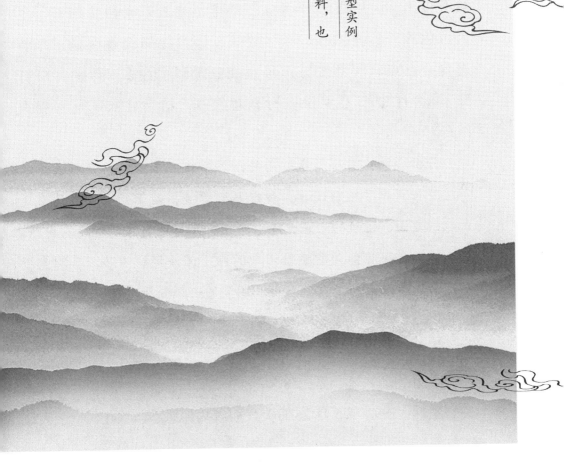

8.1 胆道系统胆囊结石

8.1.1 胆囊结石伴慢性胆囊炎

案例：李××，男，57岁。

主诉：右腹部肝胆区域隐痛，厌油腻，口干口苦，进食一点点都感到腹部胀胀的不舒服，不敢喝冷水。

1993年5月7日，经某医院B超检查，诊断为胆囊结石伴慢性胆囊炎。

1993年8月18日，首次接受导引排石，8月22日便见有结石排出，随后继续导引排石共排出半青霉素瓶量结石，多为黄色沙粒样。体感轻松了许多，腹部隐痛缓解明显，之前进食一点点就腹部胀感不舒服现象缓和了许多，似乎胃口打开了。8月27日在某医院行B超复查，结果显示还是有胆囊结石。

分析说明：看得见摸得着的结石排出了不少，而且之前那种不适体征得到了缓解改善，但行B超复查，显示几乎没有什么变化。一方面，短短的十来天导引排石，可排之石可能还没有排净。另一方面，也可能是胆囊结石中的细小泥沙样结石渗入了胆囊壁层里面，而B超检查往往只超到胆囊的一个截面，故如此。

8.1.2 胆囊结石并胆囊颈部有一结石嵌顿

案例：欧××，男，58岁。

主诉：1993年5月26日突发胆绞痛伴恶心、呕吐，急诊入住住某医院。经 B 超检查，发现胆囊增大，内有多发性结石，颈部有一枚直径为 10mm 结石。按常规治疗，需行外科手术才能转危为安。20 世纪 90 年代，几乎每天都有结石患者通过导引排出结石的消息，这给欧××害怕手术但又不得不解决结石问题带来了希望和便利。但是，欧××还是将信将疑，在医院保守治疗出院后，又吃了几个月中药，腹部隐痛总是存在，9 月 16 日发生了腹部剧痛，9 月 20 日欧××首次接受授功导引，当天便见有结石排出，腹部疼痛大为缓解，经过 10 天的导引排石，排出了不少泥沙结石，症状体征完全消失，1993 年 9 月 30 日，经某医院 B 超复查，胆囊颈部结石已不复存在。之后他回家坚持自我导引锻炼，随访 3 年，没有因结石再发过病痛。

分析说明：胆囊颈部结石嵌顿致使胆囊发炎增大积液，可并发化脓性胆囊炎或胆囊穿孔导致胆汁性腹膜炎危及生命。一般情况下，嵌顿在胆囊颈部的结石若属结构紧密质地坚硬的钙化结石，几乎没有通过授功击碎结石的可能，必须通过外科手术切除胆囊解决。欧××嵌顿在胆囊颈部的结石质地疏松，通过授功击碎化散结石，进而导引排出，这才解决问题。

8.1.3 胆囊结石并左肝结石

案例：唐××，女，29 岁。

主诉：腹胀、腹部隐痛，腰背部叩击痛，脸色略黄。

1993 年 8 月 16 日经某医院 B 超检查报告：左肝见一强光团 8mm×4mm 伴声影。胆囊内见多个强光团，最大约 8mm×9mm，后方伴声影。诊断为左肝结石，胆囊结石。

1993 年 8 月 17 日，唐××首次接受导引排石，8 月 21 日即见有黄色沙粒样结石排出。随后，继续接受导引排石，又陆续排出不少黄色、黑色结石。腹胀、腹部隐痛，腰背部叩击痛等症状消失。

1993 年 8 月 30 日，经某医院 B 超复查，检查报告显示：胆囊结石消失，肝脏未见异常。

分析说明：胆总管直径只有近 5mm，肝内胆管和胆囊管直径更小，理论上讲，左肝所见 8mm×4mm 和胆囊内所见 8mm×9mm 强光团结石是无法通过胆总管进入肠道排出的，但从排出的结石量又无法否认排出了结石这一事实，更有行 B 超复查佐证了这一事实。如此推测，之前行 B 超检查所见强光团应该是质地比较疏松的小结石或泥沙型结石重叠堆积的团块，通过授功击散并行导引排出的。

8.1.4 胆石症并胆囊炎

案例：唐××，男，44 岁。

主诉：胆石症近 20 年，经常腹部胀胀的，不舒服。胃口很不好，进食一点点就感觉到胃腹部哽胀，起初以为是胃病，吃了多年胃药没见效果。10 年前在某医院做了检查发现有胆囊结石。之后看了西医又看中医，中药西药又都吃了不少，不仅没有解决之前的问题，反而感觉又有腹部隐痛症状，有时还发生剧痛，尤其是近两看来，腹胀、腹痛更严重了，有时发生剧痛时痛得冒冷汗，非常难受，靠吃止痛药缓解疼痛。

1993 年 8 月 5 日，经某医院 B 超检查发现胆囊 8cm×3.5cm，胆囊壁增厚 0.5cm，胆囊内有 0.5cm×0.5cm 至 2cm×2cm 大强回声影，胃无异常图像发现。诊断为胆囊炎、胆石症。

1993 年 8 月 17 日，唐×× 接受授功导引排石，8 月 20 日便见有结石排出，随后 3 天又排出许多泥沙样结石，之前的不适症状基本消失。8 月 23 日，在某医院行 B 超复查显示：胆囊 5.5cm×2.6cm，壁厚 0.5cm，内透声差，见点状回声，未见强光团伴声影，诊断为胆囊炎。唐×× 对导引排石效果非常满意。

分析说明：唐×× 经授功导引排出了胆囊结石，之前的不适症状消失了，进食正常了，行 B 超复查也显示之前胆囊里的结石没有了，胆囊大小由原来的 8cm×3.5cm 缩小为 5.5cm×2.6cm。但是，B 超复查还有胆囊炎存在，这也不足为怪，因为炎症的消失需要一个过程，毕竟从排石到行 B 超复查不过 7 天时间。之后，唐×× 回家坚持练习自我导引排石法，三年回访，已消除了胆石症，没有再发过腹胀、腹痛。唐×× 胆囊内结石 0.5cm×0.5cm 至 2cm×2cm 应是属松散裹团型大结石，才可以通过授功击碎导引排出。若属结构紧密坚硬结石，则在当时条件下，也只有通过外科手术割胆解决。

8.1.5 胆囊结石并胆囊颈嵌顿结石伴胆囊炎

案例：杨××，女，28 岁。

主诉：1990 年发现胆石症，吃过 60 多剂中药，无疗效。现在腹部肝胆区域常隐痛，最近出现阵痛、胀痛、放射性疼痛。

1993 年 9 月 27 日，经某医院 B 超检查显示胆囊大小 53mm×12mm，壁厚 5mm，内透声差，颈部见 13mm×8mm 大的强光团伴声影，不随体位移动。诊断为胆囊颈部结石。9 月 29 日，开始接受授功导引排石，10 月 3 日首次见有结石排出，当日疼痛得到缓解。接着继续授功导引排石一周，又陆续排出不少结石，总量有一青霉素瓶量。10 月 11 日，在某医院行 B 超复查显示，胆囊 67mm×16mm，壁厚 3mm，内透声好，囊腔内可见一枚 16mm×7mm 的半月型强光团后方伴明显声影，诊断为胆囊结石。10 月 25 日，又在某医院行 B 超复查，与 10 月 11 日复查情况差不多，显示为胆囊大小 60mm×22mm，壁厚 2mm，内透声好，可见强光团 16mm×11mm，后方伴声影，仍诊断为胆囊结石。

分析说明： 通过授功导引排石，杨 ×× 之前嵌顿在胆囊颈部大结石消失了，疼痛等体征当即缓解随后也消失了，胆囊炎症消失了，内透声好，经过两次 B 超复查得以显示，而且之前胆囊壁厚 5mm 逐渐转为 3mm 至 2mm，这些都是胆囊随着结石的排出功能得以好转的显像。至于胆囊结石仍然存在的显像，说明除了排出的那些结石外，另有细小泥沙样结石可能渗入胆囊壁层内，这种推测与 10 月 11 日行 B 超复查显像胆囊内见半月型强光团相互印证。至于嵌顿在胆囊管颈部的 13mm×8mm 大结石，若属强结构紧致的坚硬结石，在当时条件下，除了行外科胆囊切除手术外，别无选择，否则，嵌顿结石阻塞胆汁流畅进一步引发炎症积液化脓是非常危险的。幸运的是，此嵌顿在胆囊颈的大结石是结构松散裹团型，可以通过授功击碎，进而导引排出。

8.1.6 胆囊结石伴胆囊炎至胆总管扩张

案例：杨 ××，女，50 岁。

主诉：腹部隐痛，时有剧痛，1个月前剧痛频发，伴恶心。

1993年8月13日，经某医院B超检查发现胆囊68mm×25mm，壁厚3mm，囊内见20×14mm强光团伴声影，胆总管内径7mm。诊断为胆囊结石、慢性胆囊炎。

1993年9月1日，开始接受授功导引排石，9月5日便见有结石排出，之后每天都见有结石排出，剧痛伴恶心症状消失。直到9月13日杨××家中有事终止授功导引。排石13天，共排出近一青霉素瓶量结石，随后回家做自我导引锻炼。

1993年9月16日，在某医院行B超复查显示，胆囊64mm×25mm，壁欠光滑，囊内可见一约20mm×12mm的强光团伴声影，胆总管内径4mm。诊断为胆囊结石，胆囊炎。

分析说明： 比较前后两次B超检查，从胆总管内径7mm和4mm不难看出，之前发病胆总管扩张说明胆总管下端可能有结石梗阻，但因受胃肠道气体影响行B超检查不能确定，但行授功导引排石之后排出不少结石和行B超复查胆总管4mm无扩张，可以推断之前胆总管下端可能存在的梗阻结石已经排出，至少可以证明胆总管扩张到不扩张这一现象与导引排石有直接关系。

至于两次B超检查诊断几乎无变化，都是胆囊结石、胆囊炎或慢性胆囊炎。一方面，短短十几天导引排石，可能胆囊内尚有可排之石未排净。行导引排石之前B超囊内见强光团没显示数量多少，之后B超见一强光团显数量为一，这是有区别的，而炎症的完全消退也有一个过程，因个体差异，消退时长也因人而异。另一方面，也可能之前已有细小泥沙样结之渗入到胆囊壁层无法排出，因而行 B 超检查，前后两次不会有什么大的变化，因为行 B 超检查能检查到的只是一个截面。胆囊壁厚正常值一般是 1～2mm。之前 B 超显示壁厚 3mm，说明胆囊壁增厚，出了问题，可能会出现腹痛、恶心、呕吐等症状，严重时甚至会出现黄疸、发热等情况。之后 B 超显示壁欠光滑，说明胆囊壁毛糙。胆囊壁毛糙大多不会有明显疼痛，是胆囊炎的一种表现，不算很严重，可能会自愈。

8.1.7 胆囊结石、折叠并胆囊颈部结石嵌顿

案例：高××，男，37 岁。

主诉：腹部隐痛、胀气，右上腹胀痛，年初时出现了恶心、呕吐、绞痛。1993 年 1 月 2 日，经某医院 B 超检查显示，胆囊壁厚 4mm，囊壁毛糙，胆囊颈部见一 15mm×9mm 强光团伴声影。诊断为胆囊结石。1993 年 1 月 14 日，经某医院再次行 B 超检查显示，胆囊体部折叠，腔内见一 15mm×7mm 强光团伴声影。诊断为胆囊结石、体部折叠。吃了大半年药，中药、西药都有吃，但腹胀、腹痛症状并没有得到改善。

1993 年 10 月 9 日，高×× 开始接受授功导引排石，10 月 11 日首次见到有结石排出，随后连续授功导引排石 10 天，每天都见有沙粒样细小结石排出，多为黄色，也有白色、黑色、褐色等，大约一青霉素瓶量，恶心、呕吐、疼痛等症状消失。10 天后，回家行自我导引排石。10 月 29 日，在某医院行 B 超复查显示：胆囊 62mm×21mm，壁毛糙，囊内可见一 18mm×12mm 强光团伴声影，胆总管内径 5mm，内清晰。诊断为胆囊炎、胆结石。

分析说明：经 10 天授功导引排石消除了困扰患者大半年的腹痛等症状，排出了约一青霉素瓶量的结石，这是导引排的效果体现。但是，行 B 超复查时，尽管之前胆囊颈部的嵌顿结石消失了，胆囊折叠不再显现，然而 B 超仍诊断为胆囊炎、胆结石。这里可能有两种情况，一是胆囊内还有结石待排，二是因细小泥沙样结石嵌入胆囊壁层内排不出来。根据患者不适之症的消除和我们多年的排石经验，第二种情况的可能性较大。关于胆囊折叠问题，只要胆汁的排出没有问题，通常不会引起相关疾病。如果疾病严重而导致胆汁排出异常，可能会引起胆囊炎、胆结石，胆囊癌这些疾病。

8.1.8 胆囊多发性结石滞留颈部伴慢性胆囊炎

案例：向××，女，30 岁。

主诉：右上腹疼痛，饱餐或进食油腻食物后出现腹胀、腹痛，有时牵涉到右肩背部疼痛。

1993 年 8 月 24 日，经某医院 B 超检查显示，胆囊 5cm×3cm，囊壁毛糙，囊内颈部可见数枚强光团伴声影，最大一枚 0.5cm×0.9cm，胆总管颈 0.3cm，管内无结石。诊断为胆囊多发性结石伴慢性胆囊炎。中西药都吃了一些，但腹胀、腹痛等症状没有缓解，还出现过两次恶心、呕吐。

1993 年 10 月 16 日，尝试着接受授功导引排石，10 月 18 日首次见有结石排出，连续授功导引排石 10 天，排出结石半青霉素瓶量结石，之后回家做自我导引排石锻炼。腹胀、腹痛等症状基本消失至完全消失。

1993 年 10 月 30 日，在某防治所做 B 超复查显示，胆囊大小正常，壁厚 3mm，内透声好，内见多小强光团，最大者 6mm×7mm，伴声影。诊断为胆囊多发性结石。

分析说明： 虽然 B 超复查诊断仍有胆囊多发性结石，但复查不再显示胆囊颈部结石和伴慢性胆囊炎，而且显示出胆囊内透声好。这说明之前滞留在胆囊颈部的结石消除了，炎症消除了，胆囊大小正常，功能得到了改善，这与患者之前的不适之症完全消失是一致的。至于胆囊内见多小强光团被诊断为胆囊多发性结石，这些小结石沉积在胆囊只起到占位作用，只要不滞留胆囊颈引起胆汁排泄受阻，一般不会发病。当然，也可能那些小结石光团是细小结石渗入了胆囊壁层内所致。只要不影响排胆汁，胆囊内有结石也不必太担心了，注意观察，甚至可以与结石终身和平相处不会发病。

8.1.9 胆囊多发性结石并肾结石伴糖尿病

案例：王××，男，56 岁。

主诉：口干口苦，乏力，视力下降，腹胀隐痛，腰腹部叩击痛。2010 年 12 月在某医院诊断患有 2 型糖尿病。2014 年 10 月在某医院诊断患有胆囊多发结石。2020 年 11 月 3 日发生腰腹部放射性阵痛，经某医院 B 超检查发现，胆囊大小 73mm×18mm，壁欠光滑，内可见多个强光团伴声影，较大者约 14mm×7mm；右肾可见几个强光团，较大者约 3mm×3mm。诊断为胆囊多发结石并肾小结石。吃了一些药，没见好转，疼痛还在。

2021 年 2 月 20 日，开始尝试接受授功导引排石，22 日首次见有胆结石排出。紧接着继续做授功导引排石15天，又陆续排出一些胆结石，多为沙粒状泥沙样结石，阵痛消失，腹胀、隐痛症状缓解。之后，在家练习自我导引排石法，一个月后在某医院行B超复查显示：右肾结石不见了，胆囊大小正常，但仍有强光团伴声影，诊断为胆囊多发结石。测试血糖基本正常。

分析说明： 授功导引排肝胆结石的同时祛除小肾结石等隐患是行授功导引排石常见的现象。胆囊结石患者随着排出一些结石缓解或消除了之前的一些不适之症也是常见的现象。同时，在行胆囊B超复查诊断结果显示有的变化不大或无变化的现象也是很常见的。因此，行导引排石法，以排出结石和改善不适之症为效果检验标准，而行B超复查只作排石效果检验参考。这主要是因为B超检查到的只是一个截面，并不能完全真实反映内层情况，对渗入胆囊壁层内的结石往往难以明确，对怎样的结石致病也无法判定。事实上，根据我们多年排石经验发现，真正引起发病的并不是大结石，往往是那些小结石，随胆汁移动滞留嵌顿在胆囊颈或管部，阻流胆汁排放。至于胆囊里的大结石，如果质地坚硬，一般沉于胆囊体内，不会阻塞胆囊管阻流胆汁排放，只是在胆囊体内占据了一定位置，只要胆囊尚有一定的贮存胆汁空间，也不会致病。平常注意观察，保持良好的饮食起居习惯，预防体内不再生结石，甚至可以与已有的囊内坚硬大结石和平共处。

8.1.10 充满型胆囊泥沙样结石致胆囊肿大并胆囊炎

案例：向××，女，53岁。

2020年11月3日，某医院B超检查报告：胆囊肿大、胆囊泥沙样结石、胆囊炎。

主诉：12 岁发烧、出现黄疸，全身转氨酶缺乏，去年开始出现肝功能损伤。2020 年 10 月 6 日受寒感到腹部胀疼，呕吐后缓解。11 月 3 日凌晨胃胀疼痛，呕吐，去某医院就诊治疗，住院治疗，检查发现胆结石，胆囊泥沙样结石，胆囊充满结石导致扩张，胆囊功能几乎丧失，医院建议做胆囊切除手术，患者不同意做胆囊切除手术。经医院内科治疗后，11 月 16 日出院。

2020 年 11 月 17 日，他经人介绍，由其家人陪同接受授功导引排石。11 月 17 日晚上 7 点来钟，向××开始接受授气功导引排石，11 月 18 日排大便，淘洗出较多黑色沙粒样结石。向××对自己排出的结石惊喜不已，随后，她连续坚持了 10 天的授功导引排石，之后，又分阶段接受授功导引排石，并坚持自我导引排石锻炼，每天都有不少结石排出，结石颜色由之前黑色较多，到后来逐渐变为黄色。直到 2021 年 2 月 3 日，仍有少量黄色结石排出，收集到的结石量约 15g。

向××自接受授功导引和自我导引相结合排石法，排出大量结石后，胃部胀疼得到缓解，没有再发生呕吐现象。2021 年 1 月 29 日，某医院 B 超复查，胆囊有所缩小。之后，回家练习自我导引排石法。

8.1.11 胆囊结石、右肾小结石及前列腺增生并钙化

案例：谭××，男，57 岁。

主诉：口干口苦 2 年多，右上腹肝区和腰背部隐痛，腹部肝区、腰背部有叩击疼痛感，喝冷水时，腹部肝区隐痛加剧。

2020 年 9 月 16 日，某医院超声检查报告显示：胆囊结石、右肾小结石、前列腺增生并钙化灶。

2020 年 9 月 26 日～10 月 12 日，先后接受过 3 次授功导引排石。每次接受排石后，大便中即可检出结石，排石持续 1 周左右，慢慢减少以至消失。再次接受授功导引排石，大便中又可检出结石。至 10 月 15 日，排出的结石合计约 20g。医院 B 超复查，胆囊内仍有结石影，但胆囊透声好（表明胆汁内各成分的溶解度好，不易形成结石），且之前的肾结石也消失了。

2021 年 12 月 9 日跟踪复访，口干口苦症状得到缓解，右上腹肝区和腰背部隐痛消失，叩击痛减弱，喝冷水时，腹部肝区隐痛不再现，还可以喝冷饮了。

8.1.12 多发胆囊结石症频发伴多处疼痛

案例：粟××，女，78 岁。

主诉：经常腹部胀胀的，不舒服，并伴前右腹部胀痛、前左腹部和后左腰背腹部疼痛；吃鸡蛋、重油腻食物时，腹部胀胀的感觉更加明显，浑身都感到很不舒服。吃了生冷食物，也感觉腹部胀胀的。另有肩颈背部手臂疼痛，经常用贴膏药等方法缓解疼痛。胆石症发作时疼痛难忍，每隔 3～5 天就因胆石症发作去附近诊所打点滴消炎止疼。

2022 年 3 月 9 日，经某医院 B 超检查，显示：肝内探及多个囊性暗区，较大者约 12mm×9mm，胆囊大小约 104mm×38mm，壁厚约 3mm，胆汁透声欠佳，可见絮状回声堆积，胆囊探及多个强回声团，较大者约 19mm×13mm，后伴声影。胆总管内径约

8mm，左肾实质内探及大小约 9mm×9mm 囊性暗区。超声提示（报告单）：肝多发囊肿，胆囊多发结石，胆囊内强回声考虑：胆汁淤积？炎性渗出物？左肾囊肿。医生建议行胆囊切除手术。

2022 年 5 月 10 日开始接受授功导引排石，5 月 12 日，便收集到少许石性物质。同时，之前症状有所缓解。5 月 17 日，右腹部和后左腰腹部疼痛症状消失了，前左腹部疼痛缓解了许多，尚有一点点疼痛。除了右肩和右手臂还有一点点麻麻的感觉外，肩颈背部手臂疼痛症状也基本消失，全身都感觉轻松舒服了许多。之后不定期回访，直到 2023 年 12 月底的回访，已时过一年多，没再发过胆石症。

8.1.13 胆囊多发性结石、胆总管结石并梗阻，伴肝囊肿

案例：陆××，女，51 岁。

主诉：腹胀、腹部隐痛感，叩击腰背部有疼痛感，脸色蜡黄暗淡。

2020 年 6 月 30 日，某中医院 B 超检查报告单显示：胆总管中段结石梗阻并中上段扩张，胆囊多发性结石，右肝内钙化斑。2020 年 9 月 11 日，某医院 MRI 检查报告单显示：①胆囊结石，胆总管结石并梗阻性胆管扩张。②肝 S5 囊肿。医院建议手术取石，患者不情愿手术，求助导引排石法。

2020 年 9 月 6 日，接受授功导引排石，9 月 12 日，见有结石排出。

9 月 15 日，某医院 B 超复查显示：胆囊多发性结石，胆囊炎。之前的胆总管中段结石梗阻并中上段扩张消失了，肝 S5 囊肿也消

失了。

随后，坚持授功导引排石和自我导引排石相结合直到 10 月 14 日，又排出不少结石。之后，回家练习自我导引排石法。

2021 年 10 月 7 日跟踪回访，之前腹胀、腹部隐痛感、叩击腰背部有疼痛感等症状基本消失，脸色白里透红富有光泽。

8.1.14 胆囊多发性结石伴脂肪肝并双肾结石

案例：谭××，男，56 岁。

主诉：20 多岁时就发现有肾结石，服用过药物排结石，但不知排出与否。10 年前肾结石病发，曾在医院做了一次碎石治疗。7 年前肾结石再次病发，又在医院做了一次碎石治疗。最近感到口干口苦，到某医院做 B 超检查，显示胆囊大小为 67mm×35mm，壁毛糙，厚 4mm，内透声欠佳，见强光团，较大约 13mm×11mm，伴声影。胆总管未见扩张。双肾大小形态正常，包膜光滑，实质回声均匀，集合系统结构乱，内见强光团，较大约 5mm×5mm，未见分离暗区，双侧输尿管未见扩张。诊断为脂肪肝、胆囊多发性结，双肾结石。腰、腹部有叩击痛感。

2023 年 4 月 10 日，开始接受授功导引排石，4 月 11 日右腹部按痛感得到缓解。4 月 12 日淘洗大便收集到泥沙样结石，尿中见有小结石颗粒和一些白色泥沙样结石随尿道排出。随后接着行授功导引排石 10 天，排出了大量结石。排石过程中，在淘洗大便采取结石标本时，便液中现油花样漂浮物。4 月 16 日发现腰、腹部叩击痛消失，口干口苦现象大为缓解，口腔生津有回甜感。

分析说明：一般脂肪肝患者在排石过程中，其粪便液中往往会有油花样漂浮物出现，这可能是授功将淤积在肝内的脂肪滤出排入肠道所致，其机理有待进一步研究。同时患有胆囊结石和肾结石患者，在排出胆结石的同时，肾结石也可随授功导引被排出。

8.1.15 胆囊颈部结石并胆囊炎

案例：杨××，女，26岁。

主诉：进食油腻食物时常出现右上腹不适感，隐隐作痛。

1993年8月13日，经某医院B超检查，发现胆囊内见20mm×14mm强光团伴声影，诊断为胆囊结石、慢性胆囊炎。

1993年9月16日，再次经某医院B超检查发现，胆囊内可见约20mm×12mm的强光团伴声影，诊断为胆结石、胆囊炎。

1993年9月26日夜晚，右上腹剧痛，9月27日，经某医院B超检查报告：胆囊炎、胆囊颈部结石。

1993年9月27日，首次接受授功导引排石，10月3日即收集到结石。之后，陆续排出不少结石，疼痛症状消失。

1993年10月25日，经某医院B超复查，报告显示：胆囊炎、胆囊颈部结石，均已消失。

分析说明：胆囊颈部结石阻塞胆囊管引发急性胆囊炎，具有了行外科手术适应证。根据本例行B超所见结石大小，无论是20mm×14mm还是20mm×12mm，都远远大于胆囊颈直径的大小，如果是结构紧密质地坚硬的钙化了的顽石，授功导引是无能为力的，必须行外科手术化解。这里患者尝试行授功导引排石法消除了结石阻塞，结石应属于松散裹团型，可以通过授功击碎化散结石，行导引术排除。

8.1.16 胆囊多发结石伴胆囊炎，双肾多发结石、右输尿管上段结石并右肾积液、左肾囊肿

案例：邓××，男，57岁。

主诉：身体平日没有明显病痛反应，只是偶尔感觉到肝胆部位不太舒服，有一种牵扯感。大约在2021年7月或8月的某一天，具体日期记不太清楚了，时间是晚上10点多钟，胆结石发作了，疼痛难忍，当晚去了医院做了内科消炎治疗，打了点滴止痛。2022年4月6日，经某医院B超检查发现餐后胆囊，壁毛糙，内可见数个强光团伴声影，随体位改变移动，较大者8mm×6mm。左肾可见一大小约13mm×13mm的无回声区，界清，右肾集合系统分离11mm，左肾集合系统未见明显分离，未见明显结石声像。右输尿管上段内径7mm，中段显示不清，左输尿管未见明显扩张。诊断为右输尿管上段扩张并右肾集合系统分离，提示：梗阻，左肾囊肿。餐后胆囊，胆囊多发结石，胆囊炎。4月7日肾结石疼痛发作，4月8日经某医院B超检查诊断为右输尿管上段结石并右肾积液，双肾多发泥沙结石，前列腺增生。

2021年4月12日，邓××接受导引排石，经近10天的自我导引排石锻炼，排出了肾结石。4月21日经某医院B超复查得以证实肾结石不复存在。复查提示为左肾囊肿，前列腺增大，胆囊多发结石。复查B超不再显示之前有的双肾多发泥沙结石、右肾输尿管上段结石并右肾积液。

2022年10月8日，邓××因年底将出国，担心在国外胆石症发病，鉴于其双肾结石和右输尿管上段结石通过导引排石法已排出，且肾积液也已消除，因而又主动要求为其胆囊多发结石行

导引排石法。10 月 8 日开始接受授功导引排石，10 月 10 日便见有胆结石排出，之后又陆续排出不少结石，经过 10 月 8 日至 17 日为期 10 天的授功导引排石，又排出大半瓶青霉素瓶量结石，随后，邓 ×× 回家行自我导引排石法，随访至 2022 年 12 月邓 ×× 出国前，状态良好。他回国后继续随访，最近一次随访是 2024 年 1 月 8 日，状态仍然良好，再没有因胆结石发过病。

8.2 肝内肝外胆管结石

8.2.1 左右肝管多发性结石并胆总管充满型结石伴慢性胆囊炎

案例：王 ××，男，31 岁。

主诉：右腹部常疼痛，时有剧痛。1993 年 4 月 21 日，出现绞痛、恶心、呕吐，经某医院 B 超检查显示，左右肝管均见扩张，左肝管外下支及肝内见多个大小不等光团及光带，直径最大 14mm，伴声影。胆囊 55mm×13mm，囊壁厚 3mm，欠光整，囊内欠清晰。胆总管内径 18mm，管内充满强光点及强光团，延伸至右肝管，脾脏正常。被诊断为慢性胆囊炎，胆总管充满型结石，左右肝管多发性结石。入住医院内科治疗出院后，又吃了不少药，但腹痛仍是时隐时现。

1993 年 8 月 12 日，尝试接受授功导引排石法，8 月 14 日便见有结石排出，接着继续行授功导引排石，共进行了 21 天，排出近 2 青霉素瓶量结石，腹痛症状得到缓解。行导引排石其间，多次到不同医院行 B 超复查。

1993 年 8 月 21 日，授功导引排石第 10 天，在某医院行 B 超检查显示，肝左叶内可见约 0.5mm×0.6cm 强光团伴声影，肝右叶管内可见多个强回声光团后伴声影，胆总管扩张。胆囊形态可，大小约 8.4cm×4.0cm，胆囊内近囊壁处，可见形态不规则强回声小斑点，未见声影，其随着胆囊体位移动而改变，胆总管中段可见 1.2cm×1.5cm 光团伴声影。诊断为肝左叶、胆总管结石，胆囊积液、急性胆囊炎，胆囊内泥沙样结石不确定待查。

1993 年 8 月 27 日，授功导引排石第 16 天后，在某医院行 B 超检查显示，左肝内胆管壁回声明显增强，内显示模糊，余肝内胆管未见明显异常。胆囊 113mm×38mm，壁厚 4mm，囊内充满弱点状回声，未见明显结石，胆总管内径约 11mm，内充满小的强光团伴声影。诊断为胆总管结石，胆囊积液，胆囊炎，胆管炎，左肝内泥沙样结石。

1993 年 8 月 28 日，授功导引排石第 17 天，经某医院 B 超检查显示，肝表面光滑，轮廓清晰。肝右叶斜径 117mm，左叶前后径 58mm，上、下经 78mm。右肝管见 4mm×7mm 大小强光团伴声影。管状结构显示正常。门静脉内径 10mm，总肝管内径 6mm。胆囊 77mm×44mm，壁纤细光滑，漏斗部见小光点随体位移动，体部见一横行强光带。诊断为右肝管结石，胆囊沙样结石并胆囊炎，胆囊体部折叠。

1993 年 9 月 1 日，授功导引排石第 21 天，再次经某医院 B 超检查显示，肝脏大小、形态正常，轮廓清，内细小光点分布均匀，未见实质光团，肝内管道轻度扩强，肝右前叶及左叶均见多个沙粒样强光团，右叶约 12mm×12mm，左叶约 14mm，后伴声影。门脉内径 10mm，胆总管内径 11mm，内见点状回声，充满腔内，无明显声影。胆囊 97mm×36mm，壁欠光滑，内透声可，未见强光团伴声影。诊断为肝内多发性结石，肝内胆管扩张；胆总管扩张，胆管炎；胆囊积液。

分析说明： 8 月 12 日至 9 月 1 日，患者接受授功导引排石 21 天，排出近 2 青霉素瓶量结石，期间经三家医院分四次行 B 超随查，每次均有不同程度的变化。最后一次 B 超不再显现有之前发现的胆总管充满型结石，这是一个非常好的康复趋势。胆总管没有充满型结石，为肝内胆管结石的排出通畅了路径。但是，从肝内还有多发性结石，肝内胆管尤其是胆总管扩张看，胆总管下端可能有结石滞留梗阻。因为胆总管下端受胃肠道气体的影响，易造成 B 超漏诊或误诊。也有专家认为 B 超对胆总管内结石的诊断准确率只有 40% 左右。因而一旦 B 超发现胆总管内径扩张应结合临床表现考虑到尚有胆总管结石存在的可能性，从而采取相应的措施排除。根据我们多年排石经验，只要胆总管没有梗阻，管道通畅，肝内胆管结石排出才会顺畅。结石引发炎症，只有结石排除了，才能消除炎症。炎症的消除也有一个过程。

8.2.2 肝内胆管结石并胆囊多发性结石伴慢性胆囊炎

案例： 邓××，男，74 岁。

主诉： 腹胀腹痛，尤其是进食之后，一不小心便发生剧痛，近年来发生剧痛 3 次，有 2 次在夜间，有 1 次在晚餐后发生，疼痛难忍。1993 年 7 月 3 日发生绞痛、恶心、呕吐。8 月 3 日又发病了，在某医院做 B 超检查，显示胆囊轮廓模糊，囊壁毛糙，囊内多个颗粒光团伴声影，最大直径 14mm，右肝前叶胆管见数枚颗粒光团伴声影。诊断为胆囊多发性结石并慢性胆囊炎，右肝前叶胆管结石。医生建议做外科手术治疗，因患者年纪大了怕受不了手术，选择住院内科消炎治疗。住院治疗一周后出院，没见疼痛好转，回家服药止痛。

1993 年 8 月 22 日，尝试接受授功导引排石。当天上午 9 点授功，下午 6 点便见有结石排出。接着继续授功排石 8 天，排出一瓶半青霉素瓶量结石，疼痛症状基本消失。8 月 30 日，在某医院做 B 超复查显示：胆囊较小，透声差，内有一 13mm×9mm 大小强光伴声影，于肝右叶胆管中见一黄豆大小强光团伴声影。诊断为胆囊结石，肝内胆管结石。

分析说明： 邓××接受授功导引排石共 9 天，排出一瓶半青霉素瓶量结石，之前的疼痛基本消失。排石第 3 天，疼痛就得到了缓解。若仅从行 B 超复查结论看，前后 2 次似乎差不多，胆囊、肝内胆管都还有结石。但比较分析研究不难发现，之前的"囊内多个颗粒光团伴声影"，变成了之后的"内有一强光伴声影"，之前的肝内胆管见"数枚颗粒光团伴声影"变成了之后的"一黄豆大小光团伴声影"。量由之前的"多个、数枚"变成了"一个或一枚"，这种量的减少与排出一瓶半青霉素瓶量结石是相互印证的。

因为肝内胆管多分叉弯曲狭窄，B 超只能发现密度相对较高、体积相对较大的结石光团，对弥漫性分布在肝内的细小结石很难发现，这也是结石患者实际排出的结石量比 B 超检查发现的结石量往往要多的原因所在。

8.2.3 肝内胆管结石伴局部性胆管扩张，慢性胆囊炎、胆囊折叠

案例：朱××，女，30岁。

主诉：腹胀、隐痛，时有阵痛，乏力，易疲劳。1992年2月15日，经某医院B超检查显示左肝内见数个6～9mm强光团伴声影，胆囊内径48mm×23mm，壁稍厚、毛糙，囊内尚清晰。胆总管内径约5mm。诊断为左肝内胆管结石，胆囊炎。时隔2个多月后，5月7日出现右腹部阵痛伴恶心，到某医院做B超检查，显示：肝左叶肝内胆管局限性扩张，可见多个强光团伴声影，左肝内胆管外上段宽为1cm，内有一约1cm^{2}强光团伴声影。肝右叶未见结石声像。门静脉内径1.1cm。胆总管0.6cm，胆囊56mm×23mm，壁增厚、毛糙，颈部可见折叠光带，胆汁透声好。脾形态正常，实质回声均匀，脾厚28mm。诊断为左肝内胆管多发性结石伴局限性胆管扩张，慢性胆囊炎、胆囊折叠。经医院内科治疗一周，疼痛基本消失。8月19日，又觉腹部胀痛，到某医院做B超检查，显示：肝形态大小正常，表面光滑，内细小光点分布均匀，未见实性光团，左肝管内可见多个强光团，最大的8mm×4mm，后方有声影，右肝内也可见沿肝管分布的强光团11mm×4mm，后方伴声影。胆囊47mm×19mm，壁厚3mm，内透声可，未见强光团及声影。门脉11mm，胆总管5mm。胰形态大小正常，内细小光点分布均匀，主胰管未见扩张。诊断为肝内胆管结石，胆胰未见异常。

1993年8月25日，朱××开始接受授功导引排石，第二天便见有结石排出，腹部胀痛得以缓解。随后每天都有结石排出，

多为黄色沙粒样结石，夹杂少许白色结晶体，摸捏有搁手感。截止到 9 月 16 日，共授功导引排石 23 天，排出结石 1 青霉素瓶量。腹胀、腹痛症状消失，仅有右腰腹部叩击痛感。

1993 年 9 月 16 日在某医院 B 超复查显示，肝脏大小形态正常，表面光滑，肝内光点分布均匀，未见实性光团，肝内胆管左外下支见多枚强光团后伴声影，最大光团为 8mm×4mm，肝内胆管未见扩张。门脉内径 11mm，胆总管内径 5mm。胆囊大小 66mm×20mm，壁厚 3mm，内透声好，未见强光团及声影。颈部见一折叠光带反射。诊断为肝内胆管多发性结石、胆囊折叠。

分析说明： 1993 年 8 月 19 日，患者因之前胆石症再次发作出现腹胀痛被诊断为肝内胆管结石，经 23 天授功导引排石，排出 1 青霉素瓶量结石，腹胀、腹痛症状消失，9 月 16 日复查仍为肝内胆管结石。前后 2 次 B 超结论除都有肝内胆管结石外，复查还添了"多发性"和胆囊折叠，似乎更严重了。但我们认真分析、比较研究不难发现，行导引排石前 B 超检查所见患者左、右肝胆管都有结石，B 超描述为左肝内可见多个强光团，最大的 8mm×4mm，后方伴声影，右肝内也可见沿肝管分布的强光团，11mm×4mm，后方伴声影。行导引排石之后只有左肝结石，右肝结石不再显现，B 超描述为肝内胆管左外支见多枚强光团后伴声影，最大光团 8mm×4mm，而且之前的左肝内可见变成了肝内胆管左外下支见。这些行导引排石前后 B 超检查的不同，也是排出了结石、改善了症状的佐证。

导引排石是一个动态的过程，从患者左、右肝管有结石到仅有左肝管外下支见结石，正是这一动态过程的反映。患者导引排石之前的腹部胀痛，通过授功导引排石得以到后来的消失，与其所见排出那些结石是相匹配的，到后来仅有腰腹部叩击痛感与行B超复查描述的肝内胆管左外下支见多枚强光团后伴声影也是相一致的。患者通过授功导引排石已打开了相关穴道，余下结石可行自我导引排出。坚持自我导引运动锻炼，还可预防结石再生。

8.2.4 肝内胆管结石并肾结石

案例：刘×，女，40岁。

主诉：体检发现有肝内强光光团，医院不能确定是结石还是钙化灶。肝内强光团到底是什么？希望得到确诊。刘×平常喜欢锻炼身体，除了脸色泛黄、腹部肝区有叩击痛感外，没有其他不适。

2020年1月3日，某医院B超报告提示：肝内强光团，考虑钙化灶或胆管结石，右肾小结石。

2020年2月15日，刘×开始接受授功导引排石，2月17日，收集到黄色沙粒样结石，患者将结石拿在手里捏摸，有搁手感，置于灯光下，亮晶晶的闪闪发光。在接下来继续接受授功导引排石的日子里，她每天都有不少结石排出，均为黄色沙粒样结石。由开始第1天排石不多到逐渐增多，再到逐渐减少。到2月27日止，共排出结石0.6g有余。2020年3月23日，经某医院B超复查报告提示：肝内胆管结石不排除可能还有结石没有排净，但之前的肝内光点增粗消失了，之前的右肾小结石消失了。

2020年11月17日跟踪回访，刘×之前的脸色蜡黄已转变为脸色红润，腹部肝区叩击痛感基本消失。她仍然坚持每天做自我导引排石，以此作为肝胆保健自我锻炼方法。

8.2.5 肝内胆管结石鉴定

案例：金××，女，34岁。

2021年2月27日，某医院B超检查报告提示：肝内强光团，肝内胆管结石与钙化灶待鉴别。

主诉：身体无明显反应，有口干口苦现象。患有慢性鼻炎，无精神病史，无不良生活习惯。平常对自己的健康状况要求较高，体检发现肝内胆管有疑似结石，希望得到进一步确诊并去除。当得知可以用导引排石法排结石时，非常愿意尝试一下。

2021年3月12日下午，金××首次接受授功导引排石，3月13—14日即见有黄色沙粒样结石排出，经某医院科研人员技术鉴定为金××体内排出的结石。

金××学会并掌握了自我导引排石方法后，3月15日回家坚持练习自我导引排石法，每天淘洗大便都能收集到一些结石，有的呈黄色，有的呈褐色。直到3月30日，还有少量黄色结石排出，至今无不良反应，口干口苦现象得到缓解，感觉其慢性鼻炎也有所好转。

8.2.6 肝内胆管结石伴胆囊多发息肉样病变

案例：梁×，女，49岁。

主诉：乏力，易疲劳，脸色蜡黄，偶尔有腹部肝区不适感，叩击、按压有痛感。体检发现有肝内胆管结石。因自己在医院工作，知道肝内胆管结石，除了做肝叶切除手术外，目前尚没有更好的办法，且在当地医院做肝叶切除手术，费用不低，感觉还是有困难。因此，当得知有导引排石可以化解时，非常愿意尝试这一排石方法。

2020年5月25日，某医院B超检查报告显示：胆囊多发息肉样病变，肝内多发细小光点，考虑肝内胆管结石。

2020年5月26—27日，6月6—7日，6月13日，梁×分3个阶段分别接受导引排石，均见有大量黄色沙粒样结石排出。第1阶段接受导引排石持续自我排石1周，第2阶段接受导引排石持续自我排石5天，第3阶段接受导引排石持续自我排石3天，随后，均不再见有结石排出。之后，坚持自我导引排石。

2021年3月1日，某医院B超复查报告显示：肝内的细小强光点消失了，胆囊内也由多发性息肉样变变为囊壁欠光滑，探及一个小息肉。也就是说，之前的肝内胆管结石排出之后，经B超复查，不再显示有肝内胆管结石。

如今，梁×脸色蜡黄消退，腹部肝区无不适感，叩击、按压痛感基本消失，身体显得有力多了，易疲劳现象得到缓解。

8.3 胆道术后再生结石

8.3.1 胆囊切除后肝管、胆管多发性结石

案例：让××，女，50岁。

主诉：患胆石症10年，1987年因胆囊结石发作在某医院做了胆囊切除手术。乏力，脸色蜡黄，腹胀、腹部隐痛。

1992年，某医院B超检查报告提示：肝管、胆管多发性结石，

最大结石 10mm。

1993 年 7 月 20 日，首次接受导引排石一周，排出大量泥沙型和颗粒状结石，3 天缓解疼痛，一周后在同一家医院行 B 超复查，结石消失，腹胀、腹部隐痛等症状随之消失。

分析说明： 结石体征者易再生结石，即使因胆囊结石做了胆囊切除手术，也会在肝胆管里再生结石。肝内胆管结石，仍是当今世界性医学难题，但行导引排石法，效果很好。相比胆囊结石，肝胆管结石行导引排石法排石，效果更佳。行导引排石法排出结石之后，坚持做自我导引排石锻炼，可预防结石再生。

8.3.2 胆囊切除后肝内胆管多发性结石

案例：梁××，男，40 岁。

主诉：1984 年发现胆结石，开刀切除胆囊。同时发现肝管结石，经常疼痛，其中有次疼得晕了过去。吃过中药 50 多剂，又到某医院治疗，均无疗效。

1993 年 10 月 18 日，经某医院 B 超检查显示：肝形态大小正常，边缘光整。肝右后叶肝内胆管及左内叶、左外下肝内胆管多个颗粒强光团后方伴声影，以左内叶强光团为大，约 13mm×9mm，肝内胆管无扩张。诊断为肝内胆管多发性结石（左内、左外上及右后叶）。

1993 年 10 月 19 日晚上 7 点钟，开始接受授功导引排石，10 月 20 日早上 6 点钟大便，淘洗出鱼子样黄色细沙样结石，随后继续授功导引排石 12 天，每天均有不少结石排出，以黄色为多，也夹杂有褐色和少许白金色结石。

1993 年 11 月 1 日，在某医院做 B 超复查显示，肝脏大小、形态正常，表面光滑，肝内细小光点分布均匀，未见实质光团。肝内胆管左后支见一枚 13mm×6mm，左外支见多个小强光团后方伴声影。肝内胆管未见扩张。门脉内径 13mm，胆总管内径 5mm。胆囊未探及（手术切除），诊断为肝内胆管多发性结石。

分析说明： B 超所见左右肝管均有结石，且大者达 13mm×9mm，而患者排出的结石如鱼子大小，直径不过 4mm，行 B 超复查显示右肝管结石已消失。这是因为 B 超所见光团应是质地疏松的泥沙样结石堆积而成的群体团块，可以通过授功将其化散或击碎，行导引分次排出。短短十几天的授功导引，左肝管内可排之石有待进一步排除，而且由于肝内胆管细窄狭小弯曲，也还可能因为弥漫性分布在肝内的直径小于 2mm 的泥沙结石在 B 超上显示不出来，因而导引排石还需要一个过程。但是，一般行授功导引排石 10～15 天，相关穴道已打开，残留的可排之石，可以行自我导引排石化解。如遇质地坚硬顽石，只要不在肝、胆总管滞留梗阻引起胆汁流动不畅，也就仅仅只是一个占位而已，一般也不会发病，可以和平共处相伴终身。

8.3.3 胆囊切除后肝内胆管结石滞留

案例：张××，女，82 岁。

主诉：40 来岁时就出现腹胀、腹部隐痛，一直以来当胃病治，身边胃药不断，吃了 10 多年胃药也不见好转。饮食起居稍不注意就发病，不能喝冷饮，厌油腻食品。50 岁时出现过腹部剧痛，到医院检查诊断为胆石症。长期服药，中药、西药都用过，还接受过穴位埋线、扎针、艾灸、理疗等，不定期体检观察，结果发现结石有增无减，右腹部总是隐隐作痛，时有阵痛发生，医生多次建议做胆囊切除手术，均因自己担心害怕未果。2006年71岁生日那天，晚餐吃了些猪蹄，又吃了些油煎蛋，之后觉得腹胀不适，随后便出现腹部绞痛、恶心、呕吐，当晚连夜入住某医院，被诊断为胆囊充满型结石、胆囊颈部结石嵌顿、慢性胆囊炎急性发作，同时还被诊断有左、右肝胆管结石。那次在医院里做了胆囊切除手术，肝内胆管结石做了内科消炎治疗，之后几年倒也没有什么不良反应，只是遵医嘱清淡食，往日爱吃的猪脚不能吃了。2010年开始，偶觉腹部隐痛感。2015年80岁生日那天，又因吃了油腻较重的荤菜，发生过腹部疼痛，凭个人经验判断可能是肝结石发作了。

2018年1月15日，张××右腹部阵痛伴恶心，经某医院B超检查，诊断为左、右肝胆管结石，左肝胆管扩张。于是接受了导引排石，第二天大便中淘洗到不少鱼子样黄色沙粒状结石，疼痛得到缓解。接着连续授功导引排石8天，每天授功3次，并鼓励张××适量吃些猪蹄、油煎蛋之类食物，每天又有不少结石排出。排石过程中，张××之前的腹部疼痛症状完全消失。之后，张××在家坚持自我导引排石锻炼，生活饮食起居有度。如今张××已是年近九旬，回访中得知她偶尔吃些平常爱吃的猪蹄、蛋类食品，也还没因此发过结石症疼痛。

分析说明： 一般胆石症患者厌油腻食品，因而往往被要求禁食油腻食品。其实不一定如此。恰恰相反，适当吃些油腻脂肪类食物，还有利于胆囊收缩，刺激胆汁排放，从而使胆囊里的胆汁得以更新而不至于因胆汁滞留胆囊时间过长产生结石。故对那些轻症胆石患者，不一定要禁食油腻，适当吃些油腻食品还有利于胆汁流动排出。医生建议胆石症患者吃些利胆药物，也是为了胆汁流畅。但是，凡事有个度，对有梗阻性结石阻塞胆道者，还得清淡食为妥，不宜进油腻食品，否则会因此促使胆囊收缩加剧而胆汁流动受阻引起囊内压增高出现胆绞痛。张××71岁生日那天胆石症发作至胆绞痛正在于此。2018年1月15日张××肝结石发作致右腹部阵痛，可能与她肝胆管排胆汁不畅有关。当她通过授功导引排出结石之后，肝胆管通了，加之她后来又坚持做自我导引排石锻炼，注意饮食起居，虽然也吃了些爱吃的猪蹄、蛋品等油脂类食物，倒也无妨。

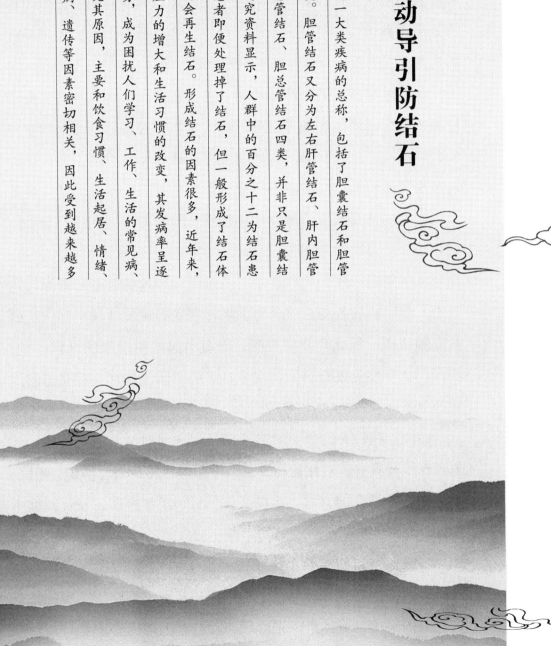

9 运动导引防结石

肝胆结石是一大类疾病的总称，包括了胆囊结石和胆管结石两大类。胆管结石又分为左右肝管结石、肝内胆管结石、肝总管结石、胆总管结石四类，并非只是胆囊结石一种。研究资料显示，人群中的百分之十二为结石患者，结石患者即便处理掉了结石，但一般形成了结石体质者往往还会再生结石。形成结石的因素很多，近年来，随着工作压力的增大和生活习惯的改变，其发病率呈逐年上升趋势，成为困扰人们学习、工作、生活的常见病、多发病，究其原因，主要和饮食习惯、生活起居、情绪、体质、疾病、遗传等因素密切相关，因此受到越来越多人的重视。

肝脏有疏调人体气机、舒畅情志、疏泄胆汁的作用。我们平常所说的怒气伤肝，其实就是对肝脏生理功能的最好诠释。当肝脏疏泄功能正常时，身体内的有害物质可以定时排出，我们的身体处于一种愉悦、平衡的状态；反之，当急躁易怒时，由于肝脏的疏调功能失常，会导致其他脏腑功能失调，容易产生病变。

在心理测试、脑电活动检测、神经影像学检测、生化和分子检测各层面，均能发现导引等可将人导向一种平静、放松和专注的精神状态，这种状态下人体对外界刺激的反应变弱，并可以更快地从刺激引起的应激状态回复到平静的状态，从基因层面到可直观测量的体征和主观感受层面均是。与非习练者相比，新手经过小于 3 个月的短期习练，即可以在各层次观察到相应的改变；在习练半年到一年的实践者中，有缓慢和确定的改变；资深习练者中，有明确的改变。应激与炎症和衰老的相关性已得到广泛的研究和认识，那么，我们推测，导引引起的对应激的良性控制，在实现全身性免疫自稳的情况下，对肝胆系统慢性炎症状态的逆转产生某种缓慢但确定的好处。

因此，我们在这里主要从运动导引方面对结石进行干预，其原理在于呼吸和针对性运动及意识导引的运用，通过动作、呼吸、意念三者相结合的方式，疏调身体气机、疏泄肝胆，发挥辅助干预效果。

呼吸调节对胆结石的干预主要在于强调慢、深、长的呼吸。这种有控制的呼吸，诱导自主神经活动实现以副交感神经的兴奋占优势的平衡，机体进入平静状态。这时人体内环境维持相对稳定，消化系统活动活跃，胆道的收缩和分泌加强，生成的胆汁内胆盐、卵磷脂和胆固醇比例恰当，胆汁引流旺盛，胆汁内固形物形成和沉淀在胆管内的风险降低，已形成的结晶和结石有望更多随胆汁排出胆道。

呼吸方面，一吸、一呼，意在通过气的聚集、推动作用，在体内形成一种内在冲击力，有助于通经活络，通过自身力量，排出肝管、胆管中的瘀滞之物，洁净管道。

针对性运动对胆结石的干预。呼吸运动和身体运动，造成膈肌大幅升降，腹部肌群运动，腹内脏器被动运动，调节腹压，肝胆系统有节律地挤压和放松，促进肝脏血运和胆汁引流，机械运动促进结晶和结石排出，减少浓缩胆汁在胆囊滞留，阻断成石风险因素。运动同时促进组织细胞功能修复，对肝胆从炎症状态中恢复，逆转成石组织环境也有好处。

导气利胆、踮脚踏地、屏气壮胆、拍穴振经、增效功法等动作，主要围绕肝、胆相关组织器官展开相应运动。中医理论认为："肝主疏泄"，主要是指肝具有疏调气机、疏泄胆汁、舒畅情志的作用，故肝喜条达而恶抑郁，以疏调为佳。而胆属六腑，以降为通。导气利胆一节动作，通过调节气机，可协调肝胆之间的关系，符合二者之间的生理特性；而踮脚踏地一节，通过身体的起伏，可形成一种上下抖动的力量，促使排空肝胆管内的瘀滞，达利胆之效；屏气壮胆一节，通过气的聚集及瞬间释放的冲击力，对体内脉道形成一定的振动，并充分发挥气的推动作用，排出壅堵于肝、胆管内的积滞，起到"清管"的作用；拍穴振经一节，则是通过拍打方式，疏通肝胆经所过之处，起到活血通络之效，既可增强全身血循，也可通过经络拍打，刺激相应脏腑，达到调节脏腑功能的作用；增效功法一节，动作难度相对较大，其目的主要是通过体位的改变，促使体内淤积之物发生位置改变，以利排出。

意识导引对胆结石的干预。有研究证明，在进行想象运动和真实运动时，有相同的脑活动发生，相同的运动神经传导准备发生。心理学研究发现，一个动作重复 30 次以上，就会形成一种无意识活动。我们推测，反复在导引下想象肝胆的疏浚，那么对疏浚有益的神经—免疫—内分泌系统，也在不断地进行资源的整合，为这一过程的发生作好准备，通过意识刺激大脑相应脏腑反射区域，达到调节脏腑功能的作用。

通过动作、呼吸和意念三方面的协调，全方位可达疏肝、解郁、利胆之目的，从而较好地发挥其辅助干预效果。

因此，针对肝胆结石高危人群及肝胆结石患者症状特点，顺应"肝喜条达而恶抑郁，以升发为顺；胆之通降下行为顺"的生理特性，我们从疏肝、解郁、利胆的角度入手，通过锻炼，达到一定的干预效果。

9.1 适用范围

基础功法，有益于人们身心健康，一般只要没有运动受限、没有精神病和癫痫者，均可适用。主选功法和增效功及对症功法，主要针对肝胆结石人群及其高危人群。因此，下面提出的适用人群症状等，主要是相对于主选法和增效功法及对症功法而言的。

9.1.1 适用人群

适用人群主要两类。

第一类，肝胆结石人群，是指轻度或病情平稳的中度肝胆结石人群。

第二类，肝胆结石高危人群，是指症状表现极轻，平时无明显不适，仅特殊情况下，偶感不适，且无须药物治疗，充分休息或调整作息后，可自行缓解症状者。

需要强调指出的是，这种有针对性的锻炼方法，也可称之为运动处方。无肝胆结石症状者、重度肝胆结石症状者，及医嘱交代暂不可进行辅助锻炼者，均非本方适用人群。此外，下列人员为该运动处方禁忌人员。

第一，肝胆结石急性发作者。由于肝胆结石的形成，并非一朝一夕，而是一个漫长的过程。在结石形成的较早期或是疾病平稳阶段，通常无明显不适，一旦急性发作，常感疼痛剧烈，痛如刀绞，严重时可危及生命，故肝胆结石急性发作或突然出现全身性的严重并发症时，不适宜学练本运动处方，应及时就医，以免延误病情。

第二，肢体运动受限或障碍者。因部分肝胆结石患者自身条件所限，不能久站，或由于其他原因导致无法完成本处方锻炼者，不建议使用此运动处方。

第三，健康状况不明需就医者。该方为肝胆结石干预辅助方，不是医疗处方。如使用该方有头晕、胸闷、呼吸不畅等不适者，应停止该运动处方练习，并及时就医查明原因。对患肝胆结石，同时合并心脑血管等疾病者，应严格遵守医嘱，不贸然使用该运动处方。

第四，既往癫痫、精神病史者。由于该运动处方讲究意气形随，必要的意识活动不可或缺，癫痫或精神病患者因存在间断或持续性的认知障碍，故不宜学练该运动处方。

9.1.2 适用症状

适用症状，是根据中医学的临床症状表现，将肝胆结石两大类人群的四种证型特征加以辨证，以便实施对症功法，进行有针对性的运动锻炼。

第一类，肝胆结石人群。根据肝胆结石患者症状表现，可将其划分为以下四种证型。证型特征见表 9.1 所示。

表 9.1　肝胆结石人群四种证型特征一览表

类型	典型特征
肝郁气滞型	烦躁易怒，常自觉两胁胀满窜痛，遇怒加重，或遇事愁眉不展，喜叹息
肝胆湿热型	胁肋胀痛，灼热，腹胀厌食，口苦泛恶，小便短赤或黄，大便不调，或身目发黄，舌红苔黄厚而腻，嗜食肥甘厚腻
肝阴不足型	头痛眩晕，面部烘热，两目干涩，虚烦不寐，口干等
胆火炽盛型	面红目赤，急躁易怒，口干口苦，大便结

第二类，肝胆结石高危人群。根据肝胆结石高危人群主要特征，可将其分为以下四种证型。证型特征见表 9.2 所示。

表9.2　肝胆结石高危人群四种证型特征一览表

类型	主要特征
偏肝郁气滞型	平时无特殊，情绪变化时，偶有轻微胁胀
偏肝胆湿热型	平时喜食肥甘厚腻之品，偶觉轻微胁胀、口苦
偏肝阴不足型	平时无特殊，熬夜后常自觉轻微两目干涩
偏胆火炽盛型	平时无特殊，偶尔性急、易怒、大便稍干

9.1.3 遴选方法

遴选方法，就是运用问询、问卷、医学评估手段遴选出适用人群，将其分类分型，以便对症指导。

首先是问询评估，通过人群筛查表（见附录部分【附件一】），区分属结石人群或高危人群。对适用本方者，继续进行问卷评估、医学评估；不适用本方者，则终止评估，排除在外。

其次是问卷评估，采用问卷方式，针对结石人群、高危人群两类适用人群，对其进行分类评估。针对结石人群者，选用结石人群适用表（见附录部分【附件二】）；针对高危人群者，选用高危人群适用表（见附录部分【附件三】）。对不同人群进行症状分类及评分、评级，得出指导锻炼前、后总分和相应评级，记录下来，以衡量锻炼效果。

最后是医学评估，根据医院检查结果和医嘱，评估是否适合学练本运动处方。经以上两项评估，适合使用本方者，锻炼前，应分而处之：针对轻症或病情平稳的中度肝胆症状者，应到医院行相关医学检查，并遵医嘱，在按时服药、规范治疗的前提下，根据医嘱交代，适合进行辅助锻炼者，方可正式使用本方进行锻炼；不适合者，排除在外；针对高危人群者，建议行相关医学检查，确定无结石者，可在专业人员指导下，选择相应功法，开始习练。

9.1.4 效果评判

以坚持锻炼 3 个月为 1 个周期进行前后比较，采用症状分级量化评价，按照前后级别得分评价有效或无效。有效又细分为佳效、显效、微效 3 档。

具体评价办法详见附录中的【附件四】效果评价表及【附件三】高危人群适用表和【附件二】结石人群适用表。

以每 3 个月为 1 个锻炼周期，进行干预效果评价（见附录部分【附件四】），得出结果，并适时调整运动处方，进行后续锻炼。

评价效果"佳效"者，继续沿用原锻炼方案执行。

评价效果"显效"者，视不同情况，增加或保持原有锻炼运动量，注意练功要领的体悟，强化练习相应的对症功法。

评价效果"微效"者，增加锻炼运动量，注意练功要领的体悟，强化练习相应的对症功法。

评价效果"无效"者，需视不同情况分而处置。

第一，因动作不规范，要领未掌握者，重点体悟动作及其要领，提高练功成效。

第二，其他原因导致的无效果者，应停止练习本运动处方，更换其他运动处方或遵医嘱锻炼。

9.2 基础功法

9.2.1 功法基础

功法基础是指习练疏肝利胆方必须掌握的基本功、基本动作与基本技术。这里主要介绍手型、眼法、身型、步型、呼吸、意念六部分内容。

（1）手型：手型是指功法练习中特定的拳、掌、指形态。起到引领动作，强化气血运行的作用，本处方主要包含以下几种手型。

自然掌：五指自然分开，掌心微含。

虎爪：五指张开，虎口撑圆，第一、第二指关节弯曲内扣。

空心拳：四指并拢卷握，拇指置于食指和中指第一关节上，拳心中空。

（2）眼法：眼法是指眼观方法。本方主要有两种，一是内观法，反观内视体察自身，此眼法可使眼微闭，留一小缝观鼻尖内视；二是外观法，目视前方，可瞪大眼睛远观无穷极。

（3）身型：身型是指处方对头、躯干与四肢部位基本姿态的规范。本处方主要有以下几种身型。

后顶虚领：是指头的后顶穴向上领起。此部位是身型控制的总机关，就是练功中常讲的"时刻不丢顶"。即使在倾身、俯身、摇转动作时也要保持斜中寓正，才能提起精神，克服动作松懈、低头、猫腰等毛病。

立项竖脊：立项，需下颌内收，后项上提，做到直而不僵；竖脊，指整个脊柱犹如一串连珠，节节贯穿，上下对拔拉长。掌握了立项竖脊，就能精神饱满，方显质朴端庄。若弯腰、驼背，就会使人精神萎靡、身形松散。

沉肩坠肘：肩是上肢的根节，肩关节不松沉会使上肢的动作僵硬，不协调，劲力不顺达，肩、肘、手运转不灵活，"肩紧一身僵"。坠肘，是指在一般情况下，上肢的起落、开合肘关节不宜伸直，要保持松垂，顺应正常的生理弯曲角度，使气、力不截于肘，做到手起肘相随，手落肘下坠，肩沉劲到肘，肘坠劲到手。

虚胸实腹：指对胸腹内意、气的调控。虚胸，指胸部宽舒、两肩胛骨张开、背部后倚；实腹，指腹部放松、气沉丹田。虚其胸、实其腹，有助于心肾相交，调和气血、育真补元。

松腰敛臀：指腰部肌肉放松，髋关节内收，尾闾内扣，命门微后凸。腰为身之主宰，是上下沟通的枢纽。松腰有利于上下相随、节节贯穿、形于趾指。敛臀有助于中正、开启命门、畅通督脉。

两脚平踏：指两脚平行站立，全脚掌着地，身体重心落于两腿之间，有助于身体重心稳定，使气不浮于上。

立身中正：指头顶要悬，肩、髋平正，两足平正（平行、平踏），脊柱中正；百会对会阴，肩井对涌泉，身架均衡，重心平稳。立身中正是对身型的总体要求，型正才能气顺、意宁、神安。

直身跪坐：指身体保持中正，膝盖及其以下着地跪姿，臀部贴于小腿上坐着。

上述各部位基本姿势的要求是相互关联、互为依托的，短时间内不可能全面掌握，需经过反复细心地体悟，方能达到身型的标准，符合练功的要求。

（4）步型：指处方中根据不同的姿势，通过髋、膝、踝等关节的屈伸，使下肢呈现出一种静止的形态，调节身体肌肉骨骼之间力的平衡，可稳固中心，使气血顺达。本处方主要有以下几种步型。

并步：两脚并拢，身体直立；两臂垂于体侧，头正身直，目视前方。

开步：横向开步站立，两脚内侧与肩同宽，两脚尖朝前；两臂垂于体侧，头正身直，目视前方。

（5）呼吸：呼吸是指机体与外界环境之间气体交换的过程。根据本方需要，可以选用不同的呼吸方法，常用的方法有以下几种。

自然呼吸：指不改变自己正常的呼吸方式，不加意念支配，顺其自然地呼吸。

腹式呼吸：指主要通过横膈肌运动来完成的呼吸方法，又分为顺腹式呼吸和逆腹式呼吸。顺腹式呼吸是指吸气时腹部隆起，呼气时，腹部内收；逆腹式呼吸是指吸气时腹部内收，呼气时腹部隆起。

提肛呼吸：指在吸气时有意识地收提肛门及会阴部肌肉，呼气时放松肛门及会阴部肌肉。

停闭呼吸：指在吸、呼之间或之后停止片刻然后再呼或吸的方法。一次停闭呼吸一般不宜超过 2 秒钟。其作用主要是加大动作对脏腑、关节、肌肉等的刺激强度。本方对呼吸运用的总体把握是，初学者宜采用自然呼吸，逐步过渡到顺腹式呼吸；当动作熟练后，应结合动作的升降开合采用逆腹式呼吸进行练习。停闭呼吸主要在每式主体动作松与紧、动与静的转换处采用。因功法的动作幅度有大小之别，每个练功者的肺活量、呼吸频率有差异，且练功水平和程度不同，要选择适宜的呼吸方法，切忌生搬硬套。功法技术中对各式动作与呼吸的配合只做一般提示，如呼吸不顺畅，应及时采用顺其自然的呼吸方法进行调节。

发音呼吸：就是在呼气的时候，发出一定的声音，比如呼气时口吐"嘘"字音。

（6）意念：即意识，包含显意识和潜意识，是人脑思维活动形成的一种精神状态。意念运用多种多样，在本方中常采用以下几种方法。

意念动作过程：主要是在练功过程中意想动作规格、方法要领、动作路线是否准确，从而更好地学习掌握动作。

意念呼吸：练功中有意识地注意呼吸，既可意念功法中不同的呼吸方法，也可意念呼吸与动作的配合。

意念身体部位：指意念身体重点部位和穴位，根据每一式的公理与作用，可选择不同的部位或穴位意守。

存想：指在放松入静的条件下，运用自我暗示，设想某种形象，使身心与景象融合为一。

意念方法的运用，应根据不同的式子要求、自身的技术水平及练功阶段合理选择，对于初学者而言，可重点意念动作的过程与规格要领。随着练功的深入，逐渐进入似守非守、绵绵若垂的境界。功法技术中介绍的各式意念活动，只是从总体上做一般提示，学练者视自身情况灵活运用。

9.2.2 基础功法

基础功法是指通过一定的功法锻炼改善自身健康状况所选择的一些行之有效且安全可靠的锻炼方法，如八段锦、六字诀等，用以提高自身抵抗力和免疫力，从根本上改变结石体质结构。这里，我们介绍的基础功法主要是首柱养生功[1]的相关内容，主选功法的导气利胆、踮脚踏地等招式直接来源于此功法，分别由其脏腑功的揉腹匀气势和腿膝功的踮脚踏地势演化而来。

首柱养生功的动功共有五节。第一节头颈功有五势，即第一势旋头望空，第二势转头听虚，第三势点头鹤龟，第四势摆头戏翁，第五势顶头立柱。第二节肩臂功有六势，即第一势环肩逆顺，第二势耸肩交同，第三势绕肘抻臂，第四势探臂听远，第五势转臂纳气，第六势折腕撑掌。第三节脏腑功有三势，即第一势转体贯气，第二势摇腹荡气，第三势揉腹匀气。第四节腿膝功有三势，即第一势环膝起蹲，第二势抬腿环踝，第三势踮脚踏地。第五节通经功有六势，即第一势左内通经，第二势右内通经，第三势左外通经，第四势右外通经，第五势左中通经，第六势右中通经。

首柱养生功动功部分及其相关内容具体介绍如下。

预备势：两脚开立与肩同宽，自然站立。两膝微屈，两手臂自然垂于体侧。含胸拔背，沉肩坠肘，虚灵顶颈，舌抵上腭，目

---

[1] 首柱养生功分动功和静功，这里主要介绍其动功部分相关内容。更多其他相关内容，请参阅唐光斌著《首柱养生功》，长沙：湖南科学技术出版社 2014 年版。

视前方。全身放松，自然呼吸（如图 9.1）。

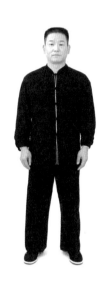

图 9.1

第一节　头颈功

头颈功共分五势，即第一势旋头望空，第二势转头听虚，第三势点头鹤龟，第四势摆头戏翁，第五势顶头立柱。

第一势　旋头望空

姿势：预备势站立（如图 9.1），垂帘，进入气功态。

呼吸：鼻吸鼻呼，呼吸自然。

意念：光柱贯顶，气沉丹田。存想有柱状光源源不断从头顶贯入。体内真气运行，导引精华沉入下丹田。

动作：头部以颈椎底部为转动轴，配合呼吸意念做倒锥体状陀螺旋转运动。

做法：头以颈椎为轴旋转时，先按逆时针方向旋转 3 圈，后按顺时针方向旋转 3 圈。同时，每旋转一圈，完成一息（一呼一吸为一息）。意念头颈可旋转自如，吸气时，意念有光柱沿头部百会、天目、印堂进入体内，呼气时，将意念之物沉入下丹田。

逆时针方向旋头，即头由前向左、向后、向右、向前依次旋转后，还原成预备式（如图 9.2 至图 9.6）。

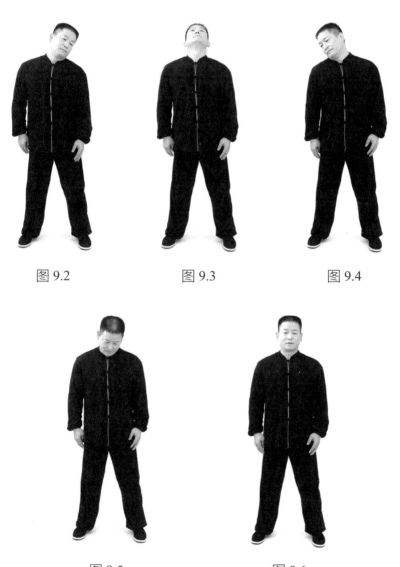

图 9.2   图 9.3   图 9.4

图 9.5   图 9.6

顺时针方向旋头，即头由前向右、向后、向左、向前依次旋转后，还原成预备式。此与逆时针方向旋头，动作相同，方向相反，图略。

要领：意念、呼吸、动作要有机配合，协调一致，即要意到、气到、形到。在头颈的旋转过程中，身体不要随着扭动，肩以下各个部位保持相对平静。旋头运动要随呼吸运动缓慢进行，整个动作要做到圆滑而连绵不断。

第二势 转头听虚

姿势：预备势站立（如图9.1），垂帘，进入气功态。

呼吸：鼻吸鼻呼，呼吸自然。

意念：光柱贯顶，气沉丹田。

动作：头颈分别向左、向右交替转动各3次。

做法：头颈由前向左缓慢转动，同时吸气，意念有光柱源源不断从头顶百会贯入体内。当头颈左转至极限时，即当头颈向左转到不能再转动时，头颈按左转路径逆向返回还原至面对正前方状态，同时呼气，将意念之物沉入下丹田。

接着，头颈由前向右缓慢转动，同时吸气，意念有光柱源源不断从头顶百会贯入体内。当头颈右转至极限时，即当头颈向右转到不能再转动时，头颈按右转路径逆向返回还原至面对正前方状态，同时呼气，将意念之物沉入下丹田。

如此左右交替转头各3次。左转头，如图9.7所示。

右转头，此与左转头动作相同、方向相反，如图9.8所示。

要领：意念、呼吸、动作要有机配合，协调一致，即要意到、

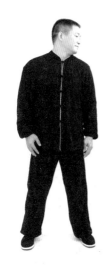
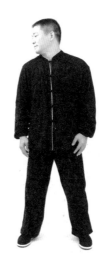

| 图 9.7 | 图 9.8 |

气到、形到。头颈向左右转动时，身体不能随着转动，肩以下部位保持相对平静。转头运动要随呼吸运动缓慢进行，整个动作要做到圆滑而连绵不断。

第三势 点头鹤龟

姿势：预备势站立（如图 9.1），垂帘，进入气功态。

呼吸：鼻吸鼻呼，呼吸自然。

意念：光柱贯顶，气沉丹田。

动作：头部做前点后收和前伸后缩运动，各 3 次。

做法：前点后收，头颈做仙鹤点水状运动。前伸后缩，头颈做金龟探头状运动。

前点后收。前点时，下巴尽量向前探出，牵着颈椎颈肌运动，同时吸气，意念光柱源源不断从头顶百会贯入体内。后收时，下巴尽量向后上方收回，同时呼气，意念头颈向上顶气，颈椎上下拉伸，呼浊气，沉精气，光柱上通天庭苍穹，下入气海丹田，实现天人合一。如此反复 3 息（如图 9.9，图 9.10）。

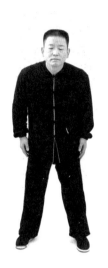 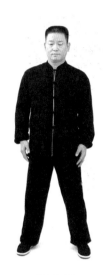

图 9.9   图 9.10

前伸后缩，此与前点后收，动作相同，方向相反，图略。

要领：前点、前伸时，头颈尽量向前探出，就像是伸长鼻子闻气味一样。在探头的运动过程中，身体不能前俯后仰，肩以下部位保持相对平稳。意念存想一分为二，呼吸运动均匀细长，动作连贯运行自如，要求意、气、形协调一致。

第四势 摆头戏翁

姿势：预备势站立（如图 9.1），垂帘，进入气功态。

呼吸：鼻吸鼻呼，呼吸自然。

意念：光柱贯顶，气沉丹田。

动作：头部做钟摆运动，左右交替摆动各 3 次。

做法：头偏向左边摆动时，右边颈肌尽量拉伸，同时吸气，意念光柱源源不断从头顶百会进入体内。头从左边摆回时，同时呼气，意念气沉丹田。头偏向右边摆时，左边颈肌尽量拉伸，同时吸气，意念光柱源源不断从头顶百会进入体内，头从右边摆回时，同时呼气，意念气沉丹田（如图9.11，图9.12）。

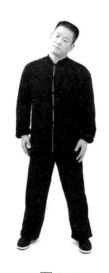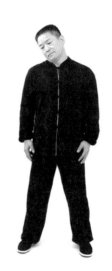

图 9.11　　　　　　　　图 9.12

要领：头由正中偏向侧边时吸气，头由侧边还原成自然状态时呼气。呼吸要求做到连绵不断，摆头动作要运行自如。呼吸和动作的配合要协调一致。在摆头的运动过程中，身体不能随着左右摇摆，肩以下各个部位保持相对平稳。

第五势　顶头立柱

姿势：预备势站立（如图9.1），垂帘，进入气功态。

呼吸：鼻吸鼻呼，呼吸自然。

意念：光柱贯顶，气沉丹田。

动作：头颈上顶3次。

做法：吸气，收肛提阳，双目内视，头颈向上提顶，意念内气沿督脉上扬至百会，同时，光柱源源不断从头顶百会进入体内。呼气，松肛懈阳，双目归原，意念光柱源源不断从头顶百会进入体内，同时，上扬至百会内气沿任脉沉入下丹田。如此反复进行3次。

要领：顶头在意不在力，切忌头颈蛮力僵硬，要求松静自如，意气相随。

值得一提的是，旋头、转头、点头、摆头、顶头五势组成首柱养生功的头颈功，以头颈运动为主，调节体内气机运行。讲究意、气、行的有机结合，不仅是头颈功的基本要求，也是整个首柱功的基本要求，在每一套功法中都十分讲究这一点。

练完头颈功五势之后，恢复成预备势。

收功

收功非常重要，就像吹胀了的气球要扎口子一样，又像吃好了饭菜要清洁一下餐桌碗筷一样。这个收功程序是练完每节功需要间断时不可或缺的内容，当有事要离开或需要休息一下再接着练下一节功，则需要做收功。收了功，就可以去做别的事情。

一般情况下，初学功法者，最好是每练完一节功法，做一次收功。这样，可以避免中途因故中断练功而又没有收功的情况出现。练功娴熟者，一气呵成练完整套功法后再收功，也是可以的。

按照逻辑排序，收功方法一般应安排在介绍整套功法之后再介绍，但有的练功者（尤其是初练功者）中途因故需要中断练功，需要收功却又常常忘了收功，故特在此介绍收功，是为了强调每节功法练完之后，均可收功。至于是否一定要收功，则可视练功者的具体情况而定。一般而言，练完一节功需要间断或休息一下，则需要收功，也可以待练完整套功法之后，再行收功。本功法中间几节后面均没有论及收功，仅在第五节通经功的收势之后，安排了收功，也是为了强调一气呵成练完整套功法必须收功。

以下凡论收功，如果没有特指说明，均指这种意义上的收功方法。

姿势：预备势站立（如图9.1），垂帘，进入气功态。

呼吸：鼻吸鼻呼，呼吸自然。

意念：合抱光柱，捧气贯顶，气沉丹田。

动作：肢体导引内气做呼吸运动。

做法：两手由体侧向前向上呈抱物状在体前自下而上扬起，大拇指在上，掌心朝里，同时吸气，意念双手合抱一个大气柱往上抽（如图9.13，图9.14）。

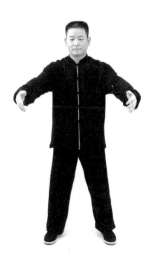 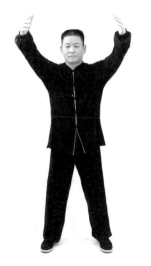

图9.13　　　　　　　　　　图9.14

当双手扬过额前至头顶上方时，双手掌圆滑自然地掌心朝里转为掌心朝下，大拇指由原来的在上变为在里，同时呼气，意念双手所合抱之气源源不断地从头顶上方贯入百会（如图9.15，图9.16）。

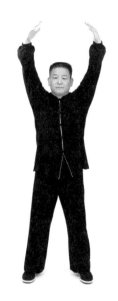 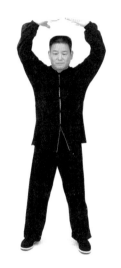

图 9.15　　　　　　　　　　　图 9.16

　　手掌朝下，大拇指在里，双手在头顶上方继续向下运行，导引体内精气沉入下丹田。手在体外导引，气在体内运行。

　　当双手导引至胸窝膻中时，意念气沉丹田。

　　吸气，同时双手由体前向体侧左右展开，当双手展于体侧时，掌心朝下，手指分别指向左右（如图9.17至图9.19）。

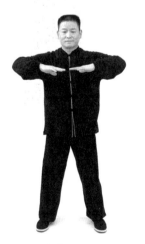 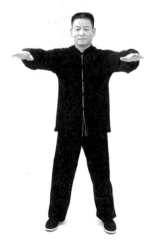

图 9.17　　　　　　　　　　　图 9.18

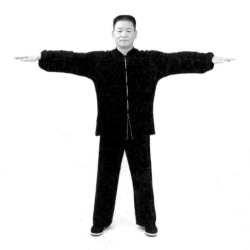

图 9.19

呼气，同时双手臂自然下垂，当手臂垂于体侧时，转臂，手臂内侧朝前（如图 9.20，图 9.21）。

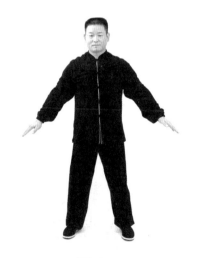

图 9.20

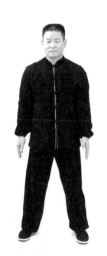

图 9.21

吸气，双手由体侧向前向上呈托物状在体前自下而上扬起。掌心朝上，手指朝前。意念捧一团气往上托。

当双手扬过额前至头顶上方时，圆滑自然地转臂相对，掌心朝下。意念双手所捧之气源源不断地从头顶上方贯入百会。接着，开始呼气（如图 9.22 至图 9.24）。

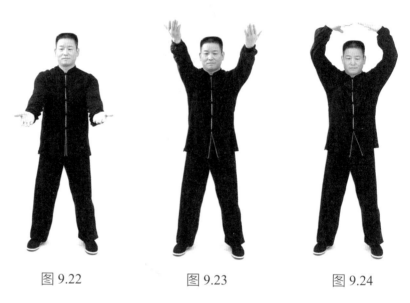

图 9.22   图 9.23   图 9.24

呼气，呼吸道呼出体内之浊气；同时，双手在头顶上方向下运行，导引体内之精气沉入丹田。注意手在体外导引，气在体内运行（如图 9.25，图 9.26）。

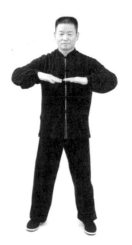 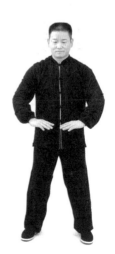

图 9.25   图 9.26

吸气，当双手导引至丹田处时，屈膝下蹲，同时开始吸气，在屈膝下蹲的过程中分手向前向下探出，意念双手向前向下探出捞气（如图 9.27，图 9.28）。

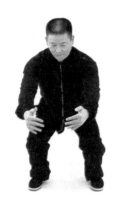 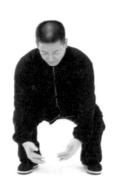

图 9.27 图 9.28

呼气，同时直膝起身，双手向斜上方捞回至下丹田处，收肛提阳。意念：双手捞气接回，贯入下丹田（如图 9.29）。

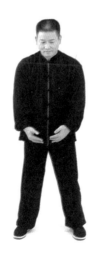

图 9.29

吸气，双手掌在下丹田处划弧交叉，左手掌在里，右手掌在外，女手交法与上述相反，松肛懈阳。

呼气，双手掌交叉后，左手在里做顺时针方向运动，右手在外做逆时针方向运动，之后，双手自然分向左右两侧，垂手体侧，恢复成预备势（如图9.30至图9.33）。

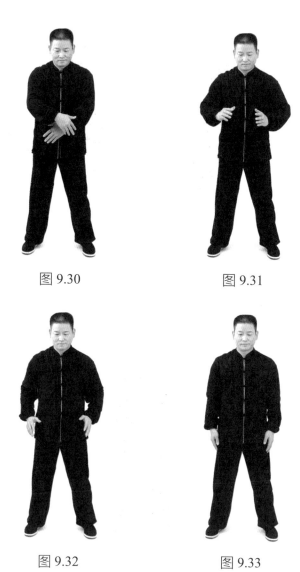

图 9.30　　　　　　　　　　　图 9.31

图 9.32　　　　　　　　　　　图 9.33

要领：收功的整个过程，要求呼吸连绵不断，动作运转自如。呼吸、意念、动作要协调一致。

第二节　肩臂功

第二节肩臂功共分六势，即第一势环肩逆顺，第二势耸肩交同，第三势绕肘抻臂，第四势探臂听远，第五势转臂纳气，第六势折腕撑掌。

预备势：两脚开立与肩同宽，自然站立。两膝微屈，两手臂自然垂于体侧。含胸拔背，沉肩坠肘，虚灵顶颈，舌抵上腭，目视前方。全身放松，自然呼吸。

第一势　环肩逆顺

姿势：预备势站立（如图9.1），垂帘，进入气功态。

呼吸：鼻吸鼻呼，呼吸自然。

意念：随呼吸导引体内真气运行。

动作：肢体导引真气做呼吸运动。

做法：按预备势站好，双肩先按逆时针方向由前向上向后向下环绕3圈，再按顺时针方向由后向上向前向下环绕3圈。每环绕一圈，完成一息（即一呼一吸），环肩动作起为吸气，降为呼气。逆时针方向环肩运动吸气时，意念体内真气由下丹田沿体内前上行至肩部，同时双手心劳宫穴吸天地精华沿手臂进入体内至肩部，呼气时精气沉入下丹田；顺时针方向环肩运动吸气时，意念体内真气由下丹田沿体内后上行至肩部，同时双手心劳宫穴吸天地精华沿手臂进入体内至肩部，呼气时精气沉入下丹田（如图9.34至图9.39）。

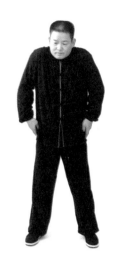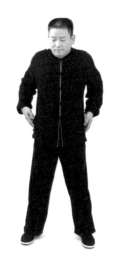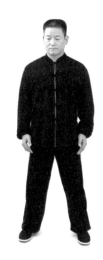

图 9.34　　　　　　　图 9.35　　　　　　　图 9.36

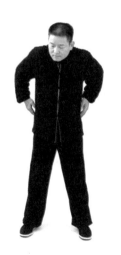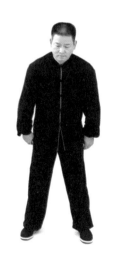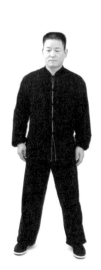

图 9.37　　　　　　　图 9.38　　　　　　　图 9.39

　　要领：吸气时，体内之气汇聚于胸，上不出喉，下不过膻中。呼气时，呼吸道呼出体内之浊气，而体内之精气则通过意念引导，气沉丹田。

　　注意整个呼吸过程要连绵不断，呼吸与环肩的动作及意念要协调一致。

第二势 耸肩交同

姿势：接上势站立（如图 9.39）。

呼吸：鼻吸鼻呼，呼吸自然。

意念：随呼吸导引体内真气运行。

动作：肢体导引真气做呼吸运动。

做法：首先左右肩交替向上耸肩各 3 次。向上耸左肩时，右肩保持不动，向上耸右肩时，左肩保持不动。然后两肩同时向上耸 3 次，恢复成预备势。每耸肩一次完成一息（即一呼一吸）。吸气时，肩部上耸，同时意念体内真气由下丹田沿体内上行至肩部，手心劳宫穴吸天地精华沿手臂进入体内至肩部，呼气时，肩部下沉，意念精气沉入下丹田。

要领：意、气、形协调一致。

第三势 绕肘抻臂

姿势：接上势站立（如图 9.39）。

呼吸：鼻吸鼻呼，呼吸自然。

意念：随呼吸导引体内真气运行。

动作：肢体导引真气做呼吸运动。

做法：按预备势站好，吸气，屈肘，提小臂，呼气，沉肘，平小臂。以肘尖为轴，先按逆时针方向绕肘 3 圈，再按顺时针方向绕肘 3 圈。每绕肘 1 圈，完成 1 息（即一呼一吸）。意念体内真气随呼吸与绕肘运动运行于下丹田至双手心劳宫穴（如图 9.40 至图 9.42）。

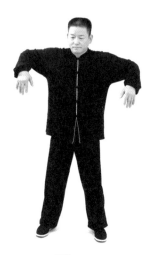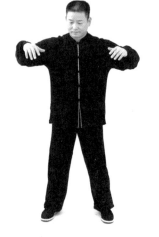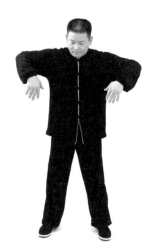

| 图 9.40 | 图 9.41 | 图 9.42 |

接着，吸气，曲双臂立掌，意念调体内真气运行至肩臂，呼气，双臂立掌向左右两侧抻出，意念气贯手臂，直抵劳宫穴。如此一吸一呼，一屈一抻，重复 3 次（如图 9.43至图9.45）。

要领：意、气、形协调一致。

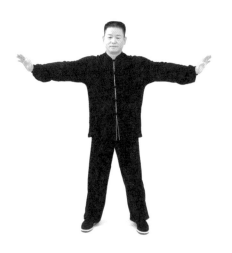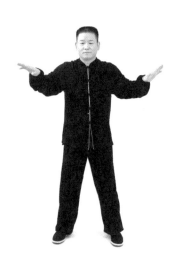

| 图 9.43 | 图 9.44 |

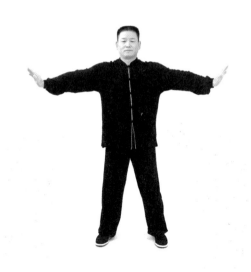

图 9.45

第四势 探臂听远

姿势：接上势站立（如图 9.45）。

呼吸：鼻吸鼻呼，呼吸自然。

意念：随呼吸导引体内真气运行。

动作：肢体导引真气做呼吸运动。

做法：吸气，左手立圆掌由左向上朝头顶做画弧运动，意念左手圆掌朝头顶贯气。呼气，当左掌运行至左耳边时，开始呼气，同时左臂运左掌朝左边探出，意念似千里耳在倾听来自遥远的天籁之声，同时，气沉丹田。

再吸气，右手立圆掌由右向上朝头顶做画弧运动，意念右手圆掌朝头顶贯气。呼气，当右掌运行至右耳边时，开始呼气，同时右臂运右掌朝右边探出，意念似千里耳在倾听来自遥远的天籁之声，同时，气沉丹田（如图 9.46，图 9.47）。如此左右交替进行，重复 3 次。恢复成开始姿势（如图 9.45）。

要领：左、右手掌交替要圆滑自如，意、气、形协调一致。

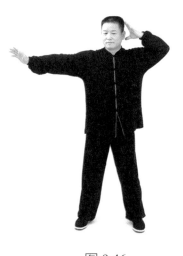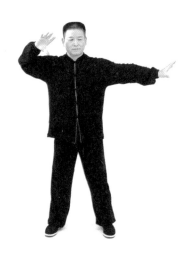

图 9.46 图 9.47

第五势 转臂纳气

姿势：接上势屈肘探臂之后，双掌放平，指尖指向两侧，掌心向下（如图 9.19）。

呼吸：鼻吸鼻呼，呼吸自然。

意念：随呼吸导引外气沉入下丹田。

动作：转臂纳气做呼吸运动。

做法：吸气，同时手臂由前向上外转成掌心向上，意念外气源源不断地从手心劳宫穴贯入。呼气，同时手臂由前向下内转成掌心朝下，意念外气沿手臂入体内沉丹田。再吸气，同时手臂由后向上外转成掌心朝上，意念外气源源不断地从手心劳宫穴贯入。再呼气，同时手臂由后向下内转成掌心朝下，意念外气沿手臂入体内沉丹田。如此，转动手臂，由前向上外转与由后向上外转交替接外气入丹田，重复进行，各 3 次（如图 9.48，图 9.49）。

要领：吸气要深，呼气要松静而均匀细长。

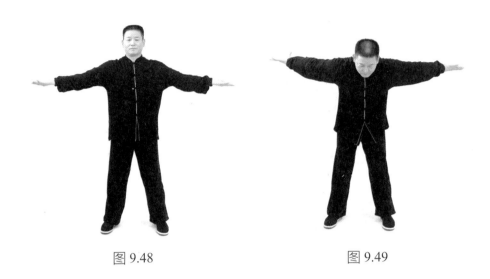

图 9.48 　　　　　　　　　　　　图 9.49

第六势　折腕撑掌

姿势：接上势转臂之后，双掌放平，指尖指向两侧，掌心向下（如图 9.19）。

呼吸：鼻吸鼻呼，自然呼吸。

意念：随呼吸导引外气沉入下丹田。

动作：折腕撑掌做呼吸运动。

做法：吸气，同时双手掌以腕关节为轴，由掌外缘从前向后折绕一圈，意念双手捋外气沿手臂入体内。呼气，同时立掌向两侧外撑，意念体内之精气沉入下丹田，体内之浊气由手心劳宫穴放出。再吸气，同时双手掌以腕关节为轴，由掌外缘从后向前折绕一圈，意念双手捋外气沿手臂入体内。再呼气，同时立掌向两侧外撑，意念体内之精气沉入下丹田，体内之浊气由手心劳宫穴放出。如此一折一撑，一吸一呼，交替进行各 3 次。然后双臂自然下垂于体侧，恢复成预备势（如图 9.50 至图 9.57）。

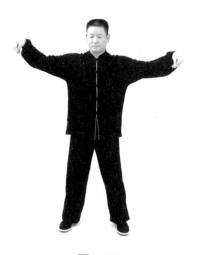

图 9.50

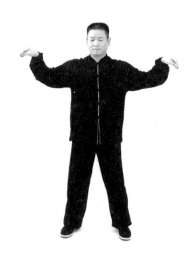

图 9.51

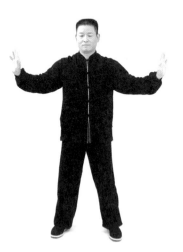

图 9.52

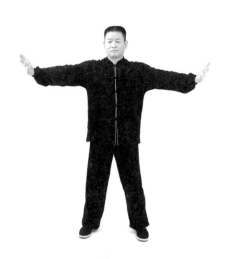

图 9.53

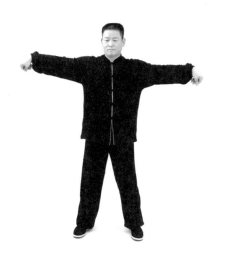
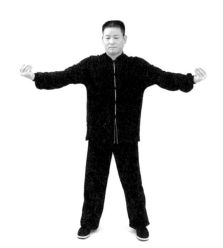

图 9.54   图 9.55

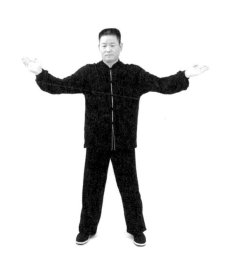
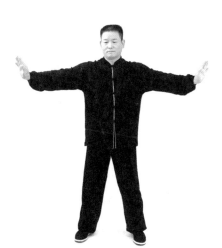

图 9.56   图 9.57

　　要领：吸气要深，呼气要松静而均匀细长。各势动作的衔接要协调，呼吸要自如。

第三节　脏腑功

第三节脏腑功共分三势，即第一势转体贯气，第二势摇腹荡气，第三势揉腹匀气。

预备势：两脚开立与肩同宽，自然站立。两膝微屈，两手臂自然垂于体侧。含胸拔背，沉肩坠肘，虚灵顶颈，舌抵上腭，目视前方。全身放松，自然呼吸。

第一势　转体贯气

姿势：预备势站立（如图9.1），垂帘，进入气功态。

呼吸：鼻吸鼻呼，自然呼吸。

意念：随呼吸导引体内真气运行。

动作：转体贯气做呼吸运动。

做法：吸气，用鼻徐徐地深吸气，体内之气汇聚于胸腔，上不出咽喉，下不过心窝膻中，同时双手由体侧向前扬起，掌心朝下，大拇指相对。当双手扬至额前时呼气，用鼻徐徐地呼出体内之浊气，体内之精气则通过意念导引，气沉丹田，同时双臂下沉，双掌下按，身体微坐胯，蹲成高马步。

接上势动作不停，下肢不动，双手掌心朝左，以腰为轴向左转体，双手掌向前向左捞气，同时吸气，用鼻深吸气汇聚于胸腔。

当双手向左方捞气，右手到达左胸前，左手到达后面腰部肾俞穴处时，双手同时迅速分别向胸、肾贯气，并用鼻喷气，也就是用鼻腔猛烈地、短促有力地呼气，体内之气分别在胸肾贯气处向外顶气。当双手向右捞气，左手到达右胸前，右手到达后面腰部肾俞穴处时，双手同时迅速分别向胸、肾贯气，并用鼻喷气。体内之气分别在胸、肾贯气处向外顶气。

如此左右交替贯气各 3 次。当最后一次贯气结束时，吸气、抖腰、抖臂、抖气，双手成掌心朝下，大拇指相对。呼气，双掌下撑，恢复成预备势（如图 9.58 至图9.67）。

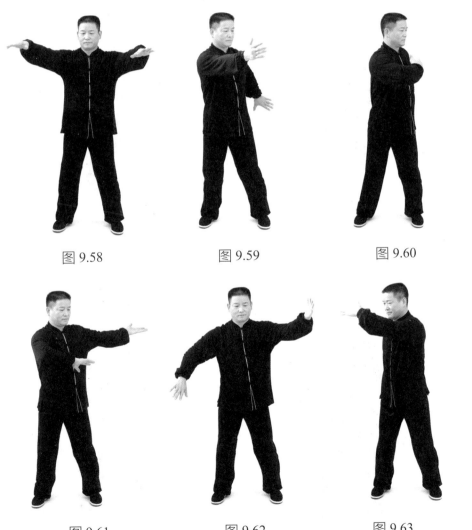

图 9.58

图 9.59

图 9.60

图 9.61

图 9.62

图 9.63

9 · 运动导引防结石

注意：左转体（或右转体）贯气、喷气、顶气要同时进行，并且要求协调一致。然后，徐徐地呼出体内之余气、浊气，同时，双手变掌心向右（或左），身体以腰为轴右转（或左转），并向前向右（或左）捞气，同时，呼完余浊气后，接着吸气。

要领：转体动作要配合呼吸缓慢进行，顶气、喷气要瞬间闭气，之后进行缓慢呼气，意、气、形、协调一致。

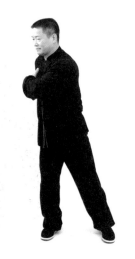

图 9.64

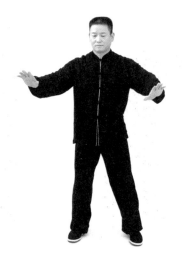

图 9.65

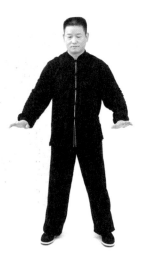

图 9.66

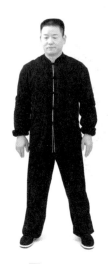

图 9.67

第二势 摇腹荡气

姿势：预备势站立（如图9.1），垂帘，进入气功态。

呼吸：鼻吸鼻呼，自然呼吸。

意念：随呼吸导引体内真气运行。

动作：摇腹坐胯扭腰环绕运动。

做法：按预备势站好，身体以腰为轴，配合腹肌运动。先按逆时针方向摇腹3圈，再按顺时针方向摇腹3圈。每转动1圈，完成1次呼吸。摇腹同时，意念带动体内之气沿摇腹方向转动。

接着，身体再稍下蹲，坐胯扭腰，先是由左向右，再是由右向左，按斜向上方，分逆时针和顺时针两种运动路线，使体内之气转动。每个方向各转动3次。每转动1次，完成1次呼吸。坐胯扭腰同时，意念带动体内之气沿坐胯扭腰方向转动。

接着，由腹肌的一紧一松、一提一沉，意念体内之气上下环圈运动，先按逆时针方向环绕3圈，再按顺时针方向环绕3圈。每环绕1圈，完成1次呼吸。绕环同时，意念体内之气随绕环方向转动（如图9.68至图9.76）。

要领：整个运动过程要连绵不断，衔接之处要求圆滑自如，呼吸自然，意念、呼吸、运动要求协调一致。吸气、收腹提阳。呼气，沉腹懈阳，在做坐胯扭腰的运动过程中，体内真气随呼吸和腹部运动的动作在体内摇荡环绕，形同细丝网络编织柱状鸟巢。完成全过程之后，恢复成预备势。

193

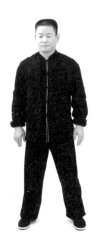
图 9.68

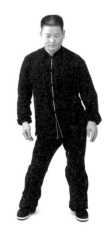
图 9.69

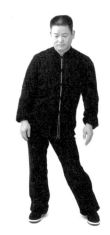
图 9.70

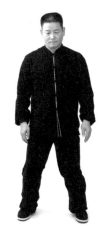
图 9.71

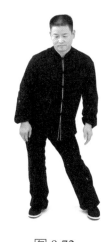
图 9.72

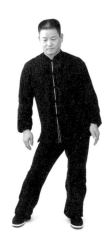
图 9.73

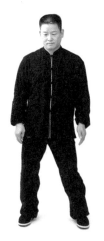
图 9.74

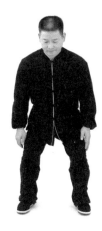
图 9.75

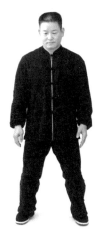
图 9.76

第三势 揉腹匀气

姿势：预备势站立（如图 9.1），垂帘，进入气功态。

呼吸：鼻吸鼻呼，自然呼吸。

意念：体内真气随揉腹运转，均匀分布下丹田。

动作：双手叠掌做揉腹运动。

做法：双手掌叠于丹田处。左手掌心贴于丹田处，右手掌贴于左掌背上。女手叠法与之相反。

双手做揉腹画圈运动。自然呼吸，每圈一息。双手揉腹划圈的同时，意念体内之气随揉腹划圈在体内转动。先按逆时针方向慢慢揉腹画 3 圈，画圈的形状由小到大，呈螺旋式地转圈扩展，上至胸胁边缘，下到耻骨联合。后按顺时针方向慢慢揉腹画 3 圈，画圈的形状由大到小，呈螺旋式地按原路返回至丹田处。如此逆顺往复交替 3 遍。之后，双手在丹田处挤按抖气 3 下，恢复成预备式（如图 9.77）。

要领：意、气、形协调一致。

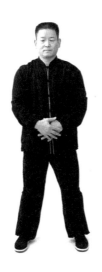

图 9.77

第四节　腿膝功

第四节腿膝功共分三势，即第一势环膝起蹲，第二势抬腿环踝，第三势跐脚踏地。

预备势：两脚开立与肩同宽，自然站立。两膝微屈，两手臂自然垂于体侧。含胸拔背，沉肩坠肘，虚灵顶颈，舌抵上腭，目视前方。全身放松，自然呼吸。

第一势　环膝起蹲

姿势：预备势站立（如图 9.1），垂帘，进入气功态。

呼吸：鼻吸鼻呼，自然呼吸。

意念：气达下肢关节。

动作：环膝关节运动。

做法：按预备势站好，屈膝下蹲，双手掌心贴于双膝上。

首先，双腿以膝关节为中心，按前后左右关系，逆时针方向环绕 3 圈，即双膝由前向左向后再回到前这样的方向绕环。接着按相反的方向，即顺时针方向环绕 3 圈。

其次，双腿以膝关节为中心，由里向外环绕 3 圈，再由外向里环绕 3 圈。

呼吸方式为鼻吸鼻呼，每环绕一圈，完成一息。

最后，也就是完成以上环膝动作以后，身体起蹲 3 次。下蹲时吸气，体内之气汇聚于气海，起身时呼气，用鼻徐徐呼出体内之浊气，同时意念体内之精气沿两腿下达脚底涌泉穴。

起身时，要求双腿站直，双膝不能弯曲，双手掌心仍贴于双膝上。

以上动作完成之后，直腰，恢复成预备势（如图9.78至图9.86）。

要领：呼吸要自然，呼吸与环膝动作要协调一致，环膝运动时，意念气达关节，膝盖内腔滑液充盈，运转自如。

第二势 抬腿环踝

姿势：预备势站立（如图9.1），垂帘，进入气功态。

呼吸：鼻吸鼻呼，自然呼吸。

意念：气达下肢关节。

动作：提膝插足蹬腿做踝关节绕环运动。

做法：按预备势站好，用鼻深吸气，抬左腿，绷足背，意守心窝膻中。左足迅速下插，同时短促有力地用鼻呼气，亦可用鼻喷气，意念内气沿腿达足尖，足掌插入泥土。再吸气，左足迅速跷起足掌上抬，跷足掌时意念足掌上跷翻开泥土，上抬时意念气汇聚下丹田。用足掌奋力下蹬，同时短促有力地用鼻呼气，亦可用鼻喷气，意念气贯脚底涌泉穴。

接着，自然呼吸，左足以踝关节为轴，按由里向外绕环3圈，再由外向里绕环3圈。之后，左足落回原地。再抬右腿，重复左腿的运动、呼吸和意念过程。这样，左右腿交替进行，每边3次后，恢复成预备势（如图9.78至图9.101）。

要领：腿足的蹦、跷、抬、蹬要配合呼吸、意念进行。单腿立地微屈，睁眼，目视前方，增强单腿站立运动的平衡性。

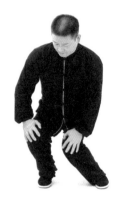

图 9.78

图 9.79

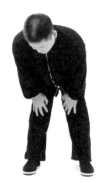

图 9.80

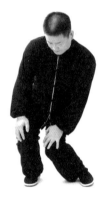

图 9.81

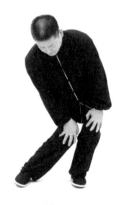

图 9.82

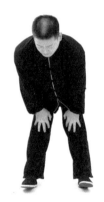

图 9.83

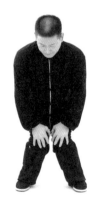

图 9.84

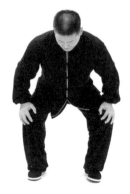

图 9.85

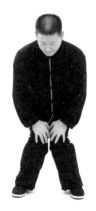

图 9.86

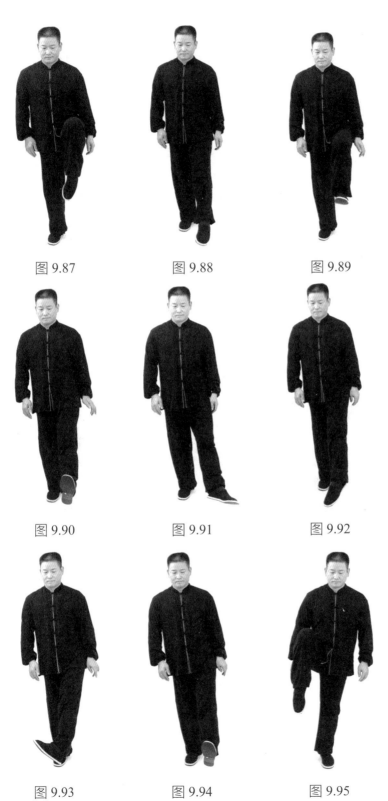

图 9.87　　　　　图 9.88　　　　　图 9.89

图 9.90　　　　　图 9.91　　　　　图 9.92

图 9.93　　　　　图 9.94　　　　　图 9.95

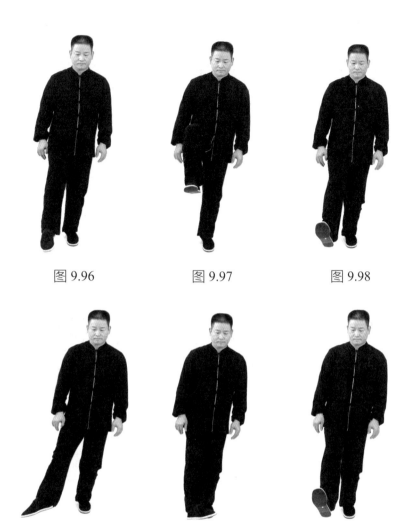

图 9.96   图 9.97   图 9.98

图 9.99   图 9.100   图 9.101

第三势 踮脚踏地

姿势：预备势站立（如图 9.1），垂帘，进入气功态。

呼吸：鼻吸鼻呼，自然呼吸。

意念：真气运行达足下。

动作：踮脚踏地运动。

做法：按预备势站好，踮起足后跟，脚尖前掌立地，然后念力踏下。先左右交替踏地各 3 次，然后双足同时念力踏地 3 次。呼吸方式为鼻吸鼻喷。用鼻深吸气，踮起足后跟，意念体内之气汇聚于中丹田。

用鼻猛烈地喷出体内之浊气，同时足后跟念力往下踏地，然后缓缓呼出余气，意念体内之气上行头顶百会穴，下行脚底涌泉穴，上通天气，下接地气（如图 9.102）。

要领：吸气踮脚要深沉，喷气踏地在瞬间，余气缓缓由鼻出，意念三才为合一。

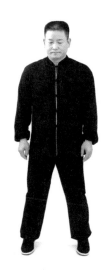

图 9.102

第五节　通经功

第五节通经功共分六势，即第一势左内通经、第二势右内通经、第三势左外通经、第四势右外通经、第五势左中通经、第六势右中通经。

预备势：两脚开立与肩同宽，自然站立。两膝微屈，两手臂自然垂于体侧。含胸拔背，沉肩坠肘，虚灵顶颈，舌抵上腭，目视前方。全身放松，自然呼吸。

第一势 左内通经

姿势：预备势站立（如图 9.1），垂帘，进入气功态。

呼吸：鼻吸鼻呼，自然呼吸。

意念：真气运行舒经活络。

动作：双手导引气机做通经活络运动。

做法：按预备势站好，呼吸方式为鼻吸鼻呼。吸气，双手从体侧向前向上扬起，掌心朝里，大拇指在上，意念抱一个气柱往上抽。当双手上扬至头顶百会穴上方时，掌心变为朝下，大拇指在里。呼气，双手向百会穴贯气，掌心朝下，缓缓下移，导引体内之气沿身体正中稍左下行，经左腿内侧直达足心涌泉穴（如图9.103至图 9.107）。

要领：意、气、形协调一致。

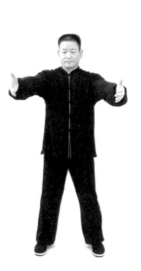 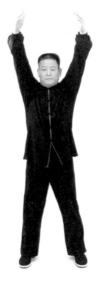 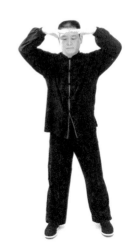

图 9.103　　　　　　　图 9.104　　　　　　　图 9.105

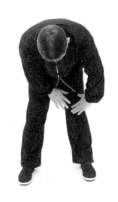
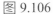
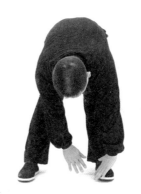

图 9.106   图 9.107

第二势 右内通经

姿势：接上势（如图 9.107）。

呼吸：鼻吸鼻呼，自然呼吸。

意念：真气运行舒经活络。

动作：双手导引气机做通经活络运动。

做法：接上势（如图 9.107）。吸气，双手在左足内前捞气，捧气上升，直腰，掌心朝里，大拇指在上，意念抱一个气柱往上抽。当双手上扬至头顶百会穴上方时，掌心变为朝下，大拇指在里。呼气，双手向百会穴贯气，掌心朝下，缓缓下移，导引体内之气沿身体正中稍右下行，经右腿内侧直达足心涌泉穴（如图9.108至图9.112）。

要领：意、气、形协调一致。

9．运动导引防结石

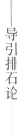

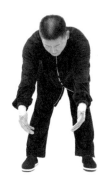

图 9.108

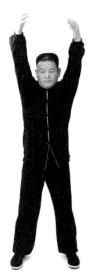

图 9.109

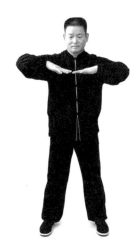

图 9.110

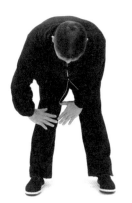

图 9.111

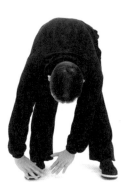

图 9.112

第三势 左外通经

姿势：接上势（如图9.112）。

呼吸：鼻吸鼻呼，自然呼吸。

意念：真气运行舒经活络。

动作：双手导引气机做通经活络运动。

做法：接上势（如图9.112）。吸气，同时双手在右足内前捞气，捧气上升，直腰，掌心朝里，大拇指在上，意念抱一个气柱往上抽。当双手上扬至头顶百会穴上方时，掌心变为朝下，大拇指在里。呼气，同时双手掌向百会穴贯气，掌心朝下，缓缓下移，引导体内之气沿身体左侧，经左腿外侧直达足趾端（如图9.113至图9.117）。

要领：意、气、形协调一致。

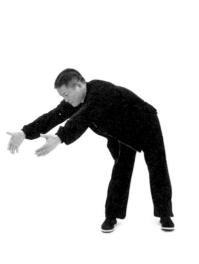

图9.113

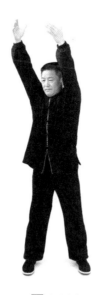

图9.114

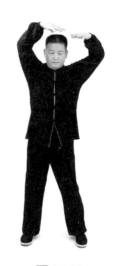

图9.115

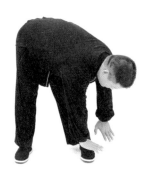

图 9.116 图 9.117

206

第四势 右外通经

姿势：接上势（如图 9.117）。

呼吸：鼻吸鼻呼，自然呼吸。

意念：真气运行舒经活络。

动作：双手导引气机做通经活络运动。

做法：接上势（如图 9.117）。吸气，双手在左足外捞气，捧气上升，直腰，掌心朝里，大拇指在上，意念抱一个气柱往上抽。当双手上扬至头顶百会穴上方时，掌心变为朝下，大拇指在里。呼气，双手向百会穴贯气，掌心朝下，缓缓下移，导引体内之气沿身体右侧，经右腿外侧直达足趾端（如图 9.118至图 9.123）。

要领：意、气、形协调一致。

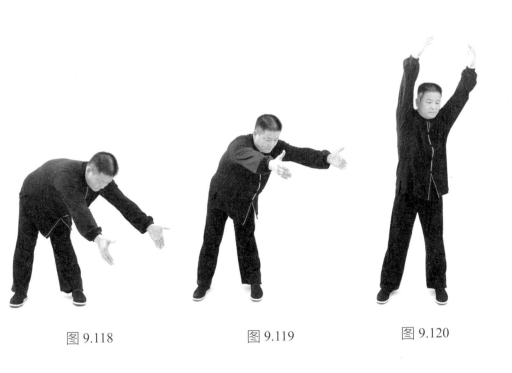

图 9.118　　　　　　图 9.119　　　　　　图 9.120

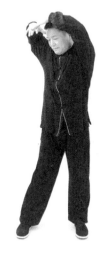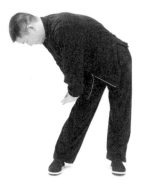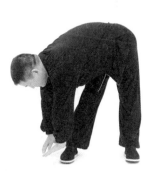

图 9.121　　　　　　图 9.122　　　　　　图 9.123

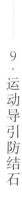

第五势 左中通经

姿势：接上势（如图 9.123）。

呼吸：鼻吸鼻呼，自然呼吸。

意念：真气运行舒经活络。

动作：双手导引气机做通经活络运动。

做法：接上势（如图 9.123）。吸气，双手在右足外前捞气，捧气上升，直腰，掌心朝里，大拇指在上，意念抱一个气柱往上抽。当双手上扬至头顶百会穴上方时，掌心变为朝下，大拇指在里。呼气，双手向百会穴贯气，掌心朝下，缓缓下移，导引体内之气沿身体正中稍左下行，经左腿前直达足背脚趾前（如图 9.124 至图 9.127）。

要领：意、气、形协调一致。

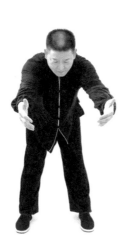

图 9.124

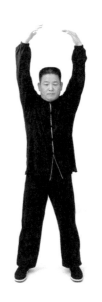

图 9.125

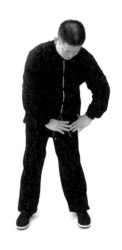

图 9.126

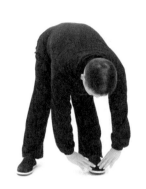

图 9.127

第六势 右中通经

姿势：接上势（如图 9.127）。

呼吸：鼻吸鼻呼，自然呼吸。

意念：真气运行舒经活络。

动作：双手导引气机做通经活络运动。

做法：接上势（如图 9.127）。

吸气，双手在左足前捞气，捧气上升，直腰，掌心朝里，大拇指在上，意念抱一个气柱往上抽。当双手上扬至头顶百会穴上方时，掌心变为朝下，大拇指在里。呼气，双手向百会穴贯气，掌心朝下，缓缓下移，导引体内之气沿身体正中稍右下行，经右腿前直达足背脚趾前（如图 9.128 至图 9.132）。

要领：意、气、形协调一致。

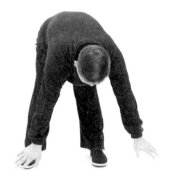

图 9.128

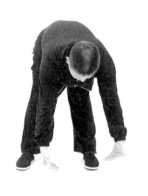

图 9.129

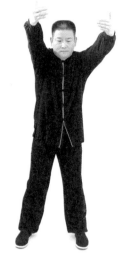

图 9.130

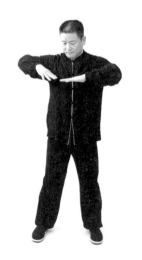

图 9.131

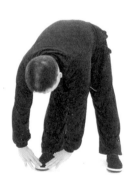

图 9.132

收势

姿势：接上势（如图9.132）。

呼吸：鼻吸鼻呼，自然呼吸。

意念：真气运行储藏能量。

动作：双手导引气沉丹田。

做法：接上势（如图9.132）。吸气，双手在右足前捞气，捧气上升，直腰，掌心朝里，大拇指在上，意念抱一个气柱往上抽。当双手上扬至头顶百会穴上方时，掌心变为朝下，大拇指在里。呼气，双手向百会穴贯气，掌心朝下，缓缓下移，导引体内气沉丹田，当双手导引至胸窝膻中时，以意领气沉入下丹田（如图9.133至图9.137）。

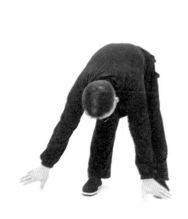

图9.133

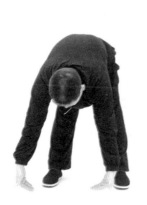

图9.134

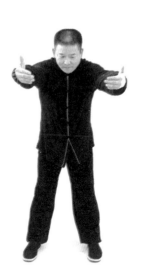

图9.135

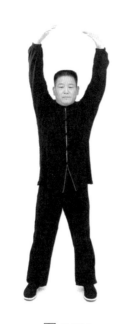
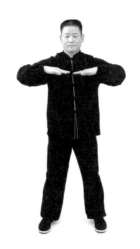

图 9.136 　　　　　　　　　　图 9.137

　　吸气，双手展开掌心朝下，大拇指在前。呼气，双手于左右两侧自然落下（如图 9.138，图 9.139）。

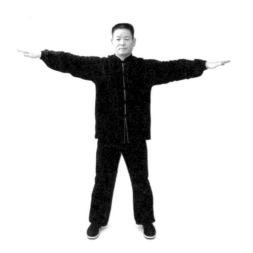
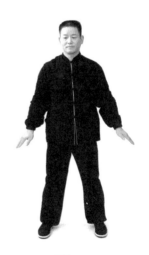

图 9.138 　　　　　　　　　　图 9.139

吸气，当双手落下快垂于体侧时，翻手成阳掌，大拇指分别在左右外侧，呈托塔捧物状向上扬起，意念双手捧着气团上托。呼气，当双手捧气团上托至头顶百会穴上方时，翻手成阴掌，大拇指在里，意念双手心劳宫穴向头顶百会穴贯气，并导引体内之气沉入下丹田（如图9.140至图9.143）。

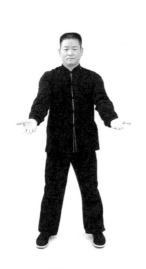

图 9.140

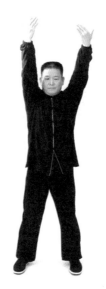

图 9.141

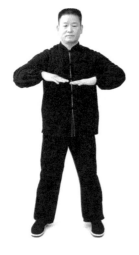

图 9.142

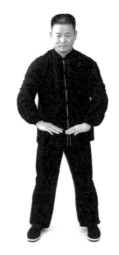

图 9.143

吸气，当双手导引至丹田处时，屈膝，双手做分手抱球状向体前捞气。呼气，直膝，意念将所捞之气贯入丹田（如图9.144，图9.145）。

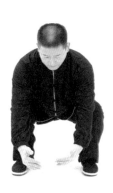 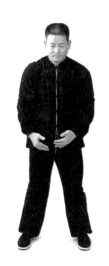

图 9.144   图 9.145

吸气，双手掌在丹田前交叉画弧。呼气，双手分向左右，垂于体侧。恢复成预备势。

要领：意、气、形协调一致。

收功

养生锻炼一般以整套动作练习为宜，大约需要30分钟。但若因时间不够，也可以根据需要有针对性地分节练习，每节练习大约需要5分钟。

无论整套还是分节练习，练习前要做好预备势，进入气功态。练习完毕，要做好收功，从功能态恢复到自然态。

首柱养生功动功各节势功理作用分述如下。

预备势的功理作用：

①可使习练者放松身心、集中注意力排出杂念渐入气功态，并且具有沟通任督二脉、通畅周身气血运行的作用。

②可起到平和心境、养气安神、消除疲劳及内心焦虑的作用。

第一节头颈功的功理作用：

①通过头颈部的旋、转、屈、伸、摆、拉等运动，锻炼强健人体头颈肌肉骨骼。

②可刺激大椎穴位，防治"五劳七伤"（"五劳"指心、肝、脾、肺、肾五脏劳损；"七伤"指喜、怒、悲、忧、恐、惊、思七情伤害）。同时，还可增加颈部及肩关节周围参与运动肌群的收缩力，增加颈部运动幅度，活动眼肌，预防眼肌疲劳以及肩、颈与背部等疾患，改善颈部及脑部血液循环，有助于解除中枢神经系统疲劳。

③可刺激膏肓穴位。古代大养生家孙思邈认为妙用膏肓"百病无所不疗""无疾不愈"。传统医家也认为，膏肓穴，有散热排脂、补虚益损、调理肺气之功效。临床常用于干预支气管炎、支气管哮喘、乳腺炎、各种慢性虚损性疾病等。

④对消除颈脖僵硬、眼肌疲劳等症状具有一定调节作用。

⑤对一些颈椎病、肩周炎等慢性疾病的康复具有积极的干预作用。

⑥收腹提肛的时候，盆底肌也得到很好的锻炼。中年以上男性前列腺肥大，尿不尽；女性盆底肌松弛，容易尿失禁。通过这种锻炼，可以得到一定的缓解、改善。对痔疮也有较好的预防和术后康复保健作用。

第二节肩臂功的功理作用：

①主要锻炼肩背胸肋及上肢肌肉骨骼，增强肩及上肢关节灵活性，有壮骨舒筋强心肺、疏肝理气调三焦（三焦为六腑之一，主要功能为散布水谷、运化气血、疏通水道与主持气化，其位置是在胸腹之间，胸膈以上为上焦，脐以上胸膈以下为中焦，脐以下为下焦）的作用。

②可刺激大椎、膏肓等要穴，有防治"五劳七伤"、散热排脂、补虚益损、调理肺气之功效。临床常用于干预支气管炎、支气管哮喘、乳腺炎、各种慢性虚损性疾病等。

③通过上肢的屈伸拉抻与环绕旋转运动，使上肢各关节周围的肌肉骨骼和韧带、筋膜软组织得到锻炼，对防治肩背部疾病、预防颈椎病和关节扭挫伤都具有良好的作用。

④通过躯干的俯身起伏运动，使腰背胸腹肌肉得到了很好的牵拉锻炼，对稳固脊柱、增强脊柱功能有积极的促进作用。可有效改善躯干前、后伸屈脊柱肌群的力量与伸展性，同时对腰部的肾、肾上腺、输尿管等器官有良好的牵拉、按摩作用，可以改善其功能，刺激其活力。同时，可刺激脊柱、督脉以及命门、阳关（位于腰部后正中线上第4腰椎棘突凹陷中）、委中（膝关节部后面，横纹之中点处）等穴，有助于防治生殖泌尿系统方面的慢性病，达到固肾壮腰的作用。

⑤中国传统文化有曰，筋长一寸寿添十岁，五指连心肝。绕肘抻臂、探臂听远、转臂纳气、折腕抻掌，有刺激双手掌和十指及手三阴三阳经拉抻之功效，可使气血通达指端更加流畅，有助于缓解、祛除因气血不畅引起的手脚冰凉等症状，也有助于延年

益寿。

第三节脏腑功的功理作用：

①转体拧腰使整个脊椎充分旋转，可增强腰部的肌肉力量，也可防治腰腹部的脂肪沉积和腰椎小关节紊乱等症。

②中医认为"腰为肾之府"，转体拧腰向胸肾贯气，可起到强腰补肾、强筋壮骨的功效。

③口喷气，这种短促有力的呼气方式，需要呼吸道进行一次强力的收缩才能完成，故而可以起到锻炼呼吸肌群的功能、增强各级气管支气管直至肺泡的弹性的作用。

④鼻喷气，具有气流强力清洗鼻腔呼吸道之机理，可通畅轻微感冒等出现的鼻塞，可使滞留在鼻腔前端而未进入体内的病毒、细菌等污秽之物随强力喷气而喷出，从而可阻隔病毒、细菌等污秽之物进入体内。

⑤摇腹荡气和揉腹匀气，可使先天与后天之气在体内旋转交融回荡来按摩五脏六腑，具有强壮脏腑的功效。脊骨蛇形屈伸运动，刺激、按摩了中枢神经，中枢神经受到锻炼的时候，会激活我们的内分泌系统，内分泌系统激活之后人的整个生命能量会得到提高。同时，可使腰腹、盆底、腿部肌肉、骨骼得到很好的锻炼，也刺激、强化了肠胃蠕动，有助于增强消化系统功能。

⑥收腹提肛的时候，盆底肌也得到了很好的锻炼。中年以上男性前列腺肥大，尿不尽；女性盆底肌松弛，容易尿失禁。通过这种锻炼，可以得到改善。对痔疮也有较好的预防和术后康复保健作用。

第四节腿膝功的功理作用：

①环膝起蹲，可增强腰腹和下肢力量及下肢各关节筋膜韧带的拉纤张力，有助于提高关节灵活性。

②中国传统文化有曰，人老先从腿膝老。抬腿环踝，有助于增强人体平衡性，延缓腿部衰老，预防跌倒；同时，喷气插足蹬腿，刺激足三阴三阳经拉抻，可使气血通达足底趾端更加流畅，有助于缓解、祛除因气血不畅引起的手脚冰凉等症状。

③口喷气，这种短促有力的呼气方式，需要呼吸道进行一次强力的收缩才能完成，故而可以起到锻炼呼吸肌群的功能、增强各级气管支气管直至肺泡的弹性的作用。

④鼻喷气，具有气流强力清洗鼻腔呼吸道之机理，可通畅轻微感冒等出现的鼻塞，可使滞留在鼻腔前端而未进入体内的病毒、细菌等污秽之物随强力喷气而喷出，从而可阻隔病毒、细菌等污秽之物进入体内。

⑤踮脚站立，可增强小腿后部肌群力量，拉长足底肌肉、韧带，提高人体的平衡能力；可刺激足部有关经脉，调节相关脏腑功能。

⑥踮脚踏地，落地振动可轻度刺激下肢及脊柱各关节内外结构，并使全身肌肉得到放松复位，有助于解除肌肉紧张；可刺激脊柱与督脉，使全身脏腑经络气血通畅，阴阳平衡。

第五节通经功的功理作用：

①通过身体前屈和左右侧屈的起伏伸展运动配以呼吸导引，可以刺激人体足三阴三阳及任督二脉等相应经脉得到很好的梳理，如刺激足厥阴肝经以疏肝理气等；双手上扬导引运动，既可抻拉

锻炼腰腹胸背肌群，也可调理三焦，刺激大椎、膏肓等要穴，从而促使周身经脉气血流畅通达，祛除疾病隐患。

②身体前屈后伸，可使躯干前、后伸屈脊柱肌群的力量与延展性得到有效锻炼，对腰部的肾、肾上腺、输尿管等器官有良好的牵拉、按摩作用，可以刺激其活动，改善其功能。

③通过身体的前屈后伸运动，可以刺激脊柱、督脉及命门、阳关、委中等，有助于防止生殖泌尿系统方面的慢性病，有固肾壮腰的作用。

收功的功理作用：

①通过上肢的抱捧导引动作，可导引内气回归丹田。

②抱气展臂回落，捧气上扬灌顶导入下丹田，放松周身肌肉、关节，意念人在气中，气在人中，实现天人合一，身心旷达，舒适安逸。

值得一提的是，功毕收功后，也还可以做浴面、按经脉走向有序依次拍打周身等整理活动，旨在避免气滞淤结，便于从功中回归到自然状态。

③捧气灌目内视、浴面，有静心、醒脑、明目的作用。

④拍打胸腹 108 次。双手空心掌轮番交替拍打胸腹部 108 次，轻重以舒适为度，上不过喉，下不过耻骨联合。拍打胸腔，有震动按摩心肺、唤醒胸腺的作用；拍打胸腹，有振动按摩肠胃脾肝胆的作用。

⑤循经络拍打 3 遍。空心掌拍打起于胸，沿手臂内侧手三阴经至手掌，到手背沿手臂外侧经手三阳经止于头，左右交替；紧接着随双手起于颈背拍打，沿足太阳膀胱经下行，到足背，沿足

阳明胃经上行，止于胸。如此循环拍打 3 遍。有放松全身肌肉关节、通经活络、舒筋活血的作用。

9.3 主选功法

主选功法共四节。各节可单独练习，亦可组合练习。组合练习时，可在完成组合练习再统一做收势。

第一节　导气利胆

中医理论认为，气是人体重要的生命物质，有温煦、推动、濡养人体的作用。本节动作手掌快速下按，意在通过气的推动作用，顺势助肠道内糟粕排出，且通过动作的循环往复，可达肃清肠道内容物之功效。

经络学说认为，足少阳胆经分布于人体身侧，其循行方向为由头走足，跟随动作的指引，气由体侧引入腹部，在腹部形成一股顺时针方向流动的气，从而促进肠道的蠕动，有助于肠内有害物质的排出。

导气利胆功理在于运用手在体外导引气在体内运行做重复运动，不断刺激强化肝胆部位，具有疏肝利胆之功效。心理学研究显示，一个概念被重复强化刺激 30 次之后，则会被潜意识所接受。本功法运用手法配以意识导引运动，对有结石者，可起到重复强化刺激其胆管扩张、奥迪括约肌张弛开放的功效，意念结石粉碎进入肠道；对无结石者，这种重复强化刺激，则起到疏肝利胆的保健作用。

人体自身固有一定的排石功能。人体生理解剖等常识告诉我们，通常胆总管口径 0.4～0.8 cm ，肝总管口径为 0.4～0.6 cm，胆囊管口径为 0.2～0.4cm，肝胆管更细，因而梳理胆管通道，有利于泥沙型细小结石随胆管疏浚进入肠道，随大便排出体外。

另一方面，胆管在十二指肠开口处有包绕着的奥迪括约肌，奥迪括约肌具有张弛功能，通常处于收缩状态，进食时则处于开放状态。因此，导气利胆在餐后练习效果较佳。

预备势

动作说明：

两脚并步站立，百会上领，唇齿轻闭，舌尖轻贴上颚，眉宇间和嘴角放松；两臂自然垂于体侧，沉肩垂肘，松腕舒指，中指腹轻贴裤线；腋下虚掩，胸部自然舒展，腹部放松，目视前方（如图 9.146）。

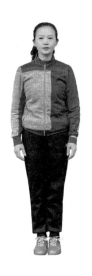

图 9.146

呼吸方法：自然呼吸。

意念活动：①意念身体各部位的动作规格。②意念周身放松，逐步过渡到意守丹田。

技术要点：身体中正，呼吸自然，精神集中，宁静安详。

正功

动作说明：

动作一：随着松腰沉髋，身体重心移至右脚，左脚向左侧开步，与肩同宽，脚尖朝前，继而重心平移至两腿之间，目视前方（如图 9.147）。

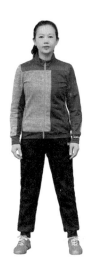

图 9.147

动作二：屈右肘，右手成自然掌，从体侧上移动至自然垂臂时肘关节贴近右侧肋间处，五指朝左，掌心朝内轻贴，自然垂臂时肘关节贴近右侧肋间处，继而右手掌由自然垂臂时肘关节贴近的右侧肋间处向左平移，徐徐摩运腹部至上腹正中部位，变掌心朝下（如图 9.148 至图 9.150）。

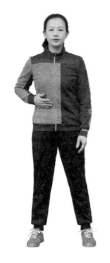
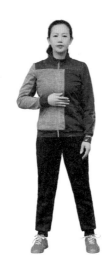
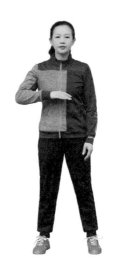

图 9.148　　　　　　图 9.149　　　　　　图 9.150

动作三：右手掌快速下按至下腹部，继而右手徐徐回落到起始状态（如图 9.151）。

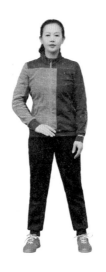

图 9.151

动作四：重复动作二、动作三 35 遍，共做 36 遍。

呼吸方法：①动作一时，自然呼吸。②动作二时，吸气；动作三时，呼气；右掌快速下按时快呼，右手徐徐回落时慢呼。

意念活动：①有肝胆结石者，意念全身放松，肝胆管舒张，奥迪括约肌松弛开放，结石粉碎，体内气机随右手掌运行路线导引，推动结石沿胆总管向十二指肠移动并进入肠道。②无肝胆结石者，意念全身放松，体内气机随右手掌运行路线导引，肝胆管干净通畅。

注：胆总管与主胰管在肠壁内汇合（末端通常开口于十二指肠乳头）处所形成的稍膨大的地方叫作胆胰壶腹，壶腹周围包绕着一组能控制胆胰管口开闭的肌肉，叫奥迪括约肌。奥迪括约肌主要包括胆管括约肌、胰管括约肌和壶腹括约肌，它具有控制和调节胆总管和胰管的排放，防止十二指肠内容物反流的重要作用。

技术要点：①身体放松，呼吸自然，心神宁静。②动作二时，意念集中在右手掌，导引体内气机运行，手在体外导引，气在体内运行。

收势

动作说明：

动作一：身体重心移至右脚，左脚向右侧收回成并步，双手自然垂于体侧，目视前方（如图9.146）。

动作二：两臂内旋转，两掌向两侧摆起约45°，掌心朝后，掌指斜朝下，目视前方（如图9.152）。

动作三：上动作不停。两臂外旋，两掌向前划弧至斜前方45°时，屈肘合抱至小腹；两掌相叠（男性左手在内，女性右手在内），目视前下方，静养片刻（如图9.153，图9.154）。

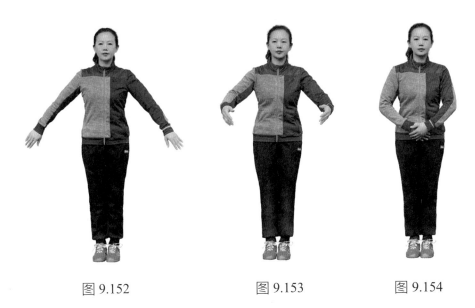

图 9.152　　　　　　图 9.153　　　　　　图 9.154

动作四：两臂自然下落，两掌指轻贴于腿外侧，目视前方（如图 9.146）。

呼吸方法：①动作一时，自然呼吸。②动作二时，吸气；动作三时，呼气。③动作三静养片刻时，自然呼吸。

意念活动：意在丹田。

技术要点：体态安详，周身放松，气归丹田，静养片刻。

第二节　跺脚踏地

中医认为，口吐"嘘"字音，具有疏肝理气的作用，急吐为泄。吸气提踵运用意识活动产生的意念力，可根据人体结构及心理生理特点，使胆管扩张、奥迪括约肌松弛开放，气机推动搬运结石沿胆管往十二指肠开口处流动。呼气踏地，振动胆经通畅，刺激胆道抖动，对有肝胆结石者，可强化念力推动结石沿胆道流入肠道。对无肝胆结石者，这种急吐"嘘"字音可疏肝理气，也具有强化宣泄、疏通胆道的作用。

经络学说认为，人体经气出于"井"。所谓的"井"，即指人体的井穴，是人体经气生发之处。此动作有助于激发肝胆经之经气，振奋体内阳气，以畅通脉道。

从经络角度来看，足后跟为肾经循行之处，此动作有助于激发肾经经气，具补肾之效。且"肝为肾之子"，肾气充沛，肾水充足，则肝体柔润，肝之疏泄功能正常，瘀滞可排，胆道通畅。

因胆经分布于人体两侧，故动作需交替进行，力求通过动作导引，通瘀导滞，疏利胆汁，洁净肝胆。

预备势

同第一节。

正功

动作说明：

动作一：随着松腰沉髋，身体重心移至右脚，左脚向左侧开步，约与肩同宽，脚尖朝前，继而重心平移至两腿之间，目视前方（如图 9.147）。

动作二：身体重心右移，左足跟提起，脚前掌着地（如图 9.155）。

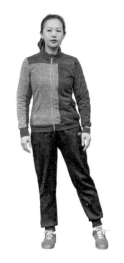 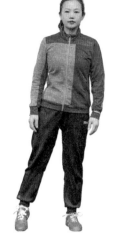

图 9.155   图 9.156

动作三：左脚后跟奋力踏地，同时，口吐"嘘"字音（如图9.147）。

动作四：身体重心左移，右脚跟提起，脚前掌着地（如图9.156）。

动作五：右脚后跟奋力踏地，同时，口吐"嘘"字音（如图9.147）。

动作六：动作二至动作五重复17遍，共做18遍。

呼吸方法：①动作一时，自然呼吸。②动作二、动作四时，用鼻徐徐深吸气；动作三、动作五先用口吐"嘘"字音快速呼气，随后用鼻腔徐徐呼余气。

意念活动：①有肝胆结石者，意念全身放松，肝胆管舒张，奥迪括约肌松弛开放，结石粉碎，导引体内气机推动结石沿胆总管向十二指肠移动进入肠道。②无肝胆结石者，意念全身放松，肝胆管干净通畅。

技术要点：①吸气提脚后跟要同步，动作需缓慢；呼气口吐

"嘘"字音与踏地也要同步，动作急促，踏地要有一定力度。②意识活动是关键，意念要集中，意识导引肝胆管到肠道的路径要清晰。

收势

同第一节。

第三节　屏气壮胆

屏气壮胆，屏气于腹腔，可增大腹内压，刺激肝胆强健疏浚，有利于胆汁流畅，而口吐"嘘"字音，则有利于疏肝理气。

中医理论认为，气，是人体内一种活性很强的精微物质，是维持人体生命的本源。《灵枢·邪客》篇曰："宗气积于胸中，出于喉咙，以贯心脉，而行呼吸。"主要功能有二：一是出喉咙而行呼吸；二是贯注心脉而行气血。故该动作有助于蓄积自然界之清气，使宗气足而百脉通。

该动作之目的在于通过动作导引，沿三焦经将自然界之清气下引至腹部，起通畅三焦的作用。

当气循行到腹部后，在腹部稍做停留，待气在腹部聚集后，将气缓缓导引至下丹田处，以温暖下元。

预备势

同第一节。

正功

动作说明：动作一：随着松腰沉髋，身体重心移至右脚，左脚向左侧开步，约与肩同宽，脚尖朝前；继而重心平移至两腿之间，目视前方（如图9.147）。

动作二：双手成虎掌随两臂内旋，屈臂徐徐抬起至胸前，虎口相对，掌心随小臂徐徐抬起由后到向下再到向前翻转至朝前，目视前方；仰头，展肩扩胸，目视前上方（如图9.157至图9.159）。

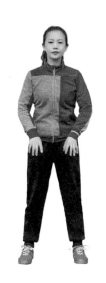 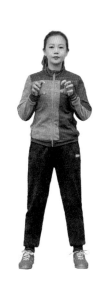 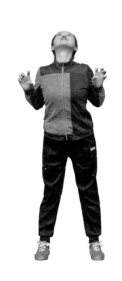

图9.157　　　　　图9.158　　　　　图9.159

动作三：上动作不停。头回正，双手臂弯曲平展于胸前，掌心朝下，虎口对胸齐两乳高，停顿1～2秒钟，目视前方（如图9.160）。

动作四：双掌在体前缓缓下按至下丹田处，掌心朝下，虎口对腹齐肚脐高，停顿1～2秒钟（如图9.161）。

动作五：虎掌随之自然松开成自然掌垂于体侧，同时口吐"嘘"字音（如图9.147）。

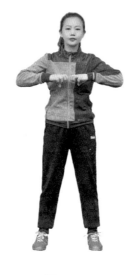 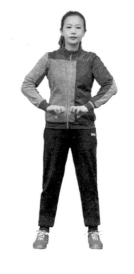

图 9.160　　　　　　　图 9.161

动作六：重复动作二至动作五 35 遍，共做 36 遍。

呼吸方法：①动作一时，自然呼吸。②动作二时，用鼻深吸气；动作三停闭呼吸于胸腔，动作四停闭呼吸于腹腔。③动作五时，口吐"嘘"字音缓缓呼气。

意念活动：①有肝胆结石者，意念屏气挤压结石粉碎。②无肝胆结石者，意念屏气刺激肝胆强健。

技术要点：①吸气要徐缓饱满，尽量做到吸气充满胸腔。停闭呼吸于胸腔稍停顿后，手法导引体内之气应下沉到腹腔，再停闭呼吸于腹腔。一个完整的呼吸运动过程，按吸、屏、沉、屏、呼 5 步实施完成。②停闭呼吸的时间长短，依个人身体状况适度行之，不可强行超负荷延时过长。停闭呼吸超负荷延时过长，能造成头晕站立不稳，甚至使体内之气过度挤压脏器受损，诱发心血管等意外。

收势

同第一节。

第四节　拍穴振经

拍打阳陵泉穴[①]，有疏通胆经作用。中医认为，阳陵泉穴是利肝胆、清湿热、强筋骨、治疗胃溃疡的特效穴，对肝炎、胆石症、肋间神经痛、肩关节痛、膝关节痛、下肢麻木瘫痪等病症，长期按压此穴，会有很好的调理保健功效。

双手握拳，有助于激发手三阴经之经气，通畅经络气血。

阳陵泉穴为足少阳胆经之穴位，而肝主筋，筋会阳陵泉，故通过敲打此穴，不仅可起到舒筋缓急止痛之效，还可借助经络传感，达到疏肝、解郁、利胆、通络的作用，可谓一举两得。

本节有立势、坐势两种练法，可依自身实际选择学练。

1. 立势练法

预备势

同第一节。

正功

动作说明：

动作一：随着松腰沉髋，身体重心移至右脚，左脚向左侧开步，

---

① 阳陵泉，为足少阳胆经之穴，在膝下一寸外侧尖骨前的凹陷处。简易取穴法：正坐，垂足，约成90°，上身稍前俯，用右手手掌轻握左腿膝盖前下方，四指向内，大拇指指腹所在位置即是穴位。

约与肩同宽，脚尖朝前，继而重心平移至两腿之间（如图 9.147）。

动作二：俯身屈膝半蹲，双手握空心拳自然垂于体侧双膝外侧，目视前下方（如图 9.162）。

动作三：起身，双手在两大腿外握空心拳随起身侧平举抡起，手成空心拳（如图 9.163）。

动作四：俯身屈膝半蹲，双手下落并用空心拳拳轮（小指侧）击打阳陵泉穴（如图 9.164）。

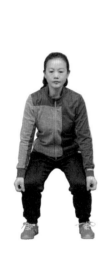 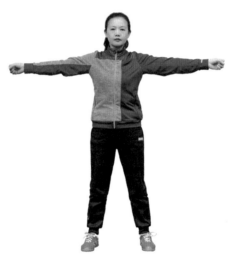 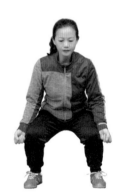

图 9.162　　　　　　　　　图 9.163　　　　　　　　　图 9.164

动作五：重复动作三、动作四 35 遍，共做 36 遍。

动作六：起身，自然站立，两掌自然垂于体侧，目视前方。

呼吸方法：①动作一、动作二、动作六时，自然呼吸。②动作三时，吸气；动作四时，呼气。

意念活动：意在阳陵泉穴。

技术要点：①俯身屈膝半蹲，双手自然垂于体侧双膝外侧以拳轮对准阳陵泉穴为要，位置过高或过低，都不利于拳轮击打阳泉穴。②空心拳拳轮击打阳陵泉穴，要随呼吸有节奏地进行，做到不慌不忙、不急不躁、平心静气、力度适中。击打力度以阳陵泉穴处有酸胀感为宜。拍打力度过重，可能造成局部瘀血受损。拍打力度过轻，难以起到应有的锻炼功效。③保持立项竖脊，虚领顶劲，心神宁静。

收势

同第一节。

2. 坐势练法

预备势

动作说明：

身体端坐于板凳上，两脚自然分开，与肩同宽；头正颈直，两唇轻合，含胸拔背，沉肩坠肘，腰部竖直，臀部坐稳，屈膝约90°；两臂自然垂于体侧，两脚平踏于地，脚尖朝前，目视前方（如图 9.165）。

呼吸方法、意念活动和技术要点：

同第一节。

正功

动作说明：

动作一：双手变空心拳并从体侧抡至侧平举，目视前方（如图 9.166）。

动作二：双手空心拳从两侧下落并用拳轮（小指侧）击打阳

陵泉穴，目视前方（如图 9.167）。

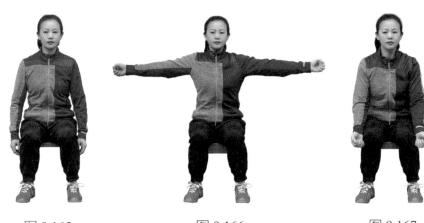

图 9.165　　　　　　图 9.166　　　　　　图 9.167

动作三：重复动作一、动作二 35 遍，共做 36 遍。

呼吸方法、意念活动和技术要点：

同本节的立势练法。

收势

保持端坐姿势，起身站立（如图 9.147），其他同第一节。

9.4 增效功法

增效功法选用"铁牛耕地"势，该动作难度相对较大，适宜于身体素质较好者练习。有增强效果需求者，可根据自身身体质选择加练本增效功法。

铁牛耕地与屏气壮胆对肝胆的机制作用相同，不同的只是运动强度更大，气机运行于胸腹，可强化刺激肝胆运动，刺激肝胆强健疏浚，有利于胆汁流畅，而口吐"嘘"字音，则有利于疏肝理气。

同时，让脊柱屈伸运动，按摩中枢神经，中枢神经受到锻炼的时候，会激活我们的内分泌系统，内分泌系统激活之后，有利于人的整个生命能量提高，从而提高自身免疫力，增强肝胆疏浚功能。

预备势

同主选功法第一节。

正功

动作说明：

动作一：直身跪于软垫上，双手自然垂于体侧，目视前方（如图 9.168）。

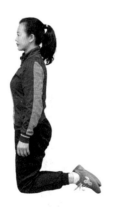

图 9.168

动作二：双手成虎掌随两臂内旋，屈臂徐徐抬起至胸前，虎口相对，掌心朝前；仰头，展肩扩胸；目视前上方（如图 9.169 至图 9.171）。

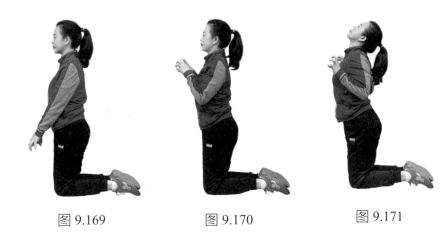

图 9.169　　　　　图 9.170　　　　　图 9.171

动作三：接上动作不停。头回正，屈臂平展于胸前，两手掌掌心朝下，虎口对胸，与两乳同高，动作稍停 1 ～ 2 秒钟，目视前方（如图 9.172 ）。

动作四：两手掌从体前与两乳同高处，掌心朝下虎口对胸腹部缓缓下按至下腹肚脐处；身体后坐于小腿上，虎掌转换成自然掌，掌心朝下，掌指朝前，置于两大腿上，动作稍停 1 ～ 2 秒钟，目视前方（如图 9.173，图 9.174 ）。

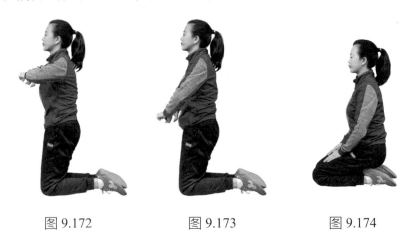

图 9.172　　　　　图 9.173　　　　　图 9.174

动作五：身体前俯，双掌贴大腿向前方沿地面抹运至距离自身约 70 厘米处撑起，目视下方（如图 9.175，图 9.176 ）。

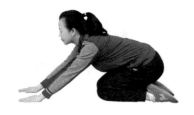

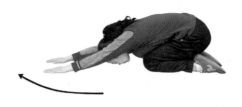

图 9.175　　　　　　　　　　　图 9.176

动作六：屈肘至手掌和前臂内侧着地，俯身使身体由头脸部到胸部再到腹部依次近地面做躯干前伸运动，身体尽量接近地面但不接触，撑起，目视下方（如图 9.177 至图 9.179）。

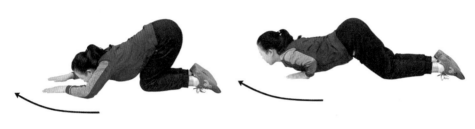

图 9.177　　　　　　　　　　　图 9.178

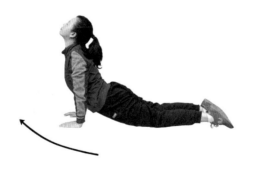

图 9.179

动作七：接上动作不停，屈臂俯身使身体由腹部到胸部再到头脸部做躯干后缩运动，身体尽量接近地面但不接触，撑起，目视下方（如图 9.180 至图 9.183）。

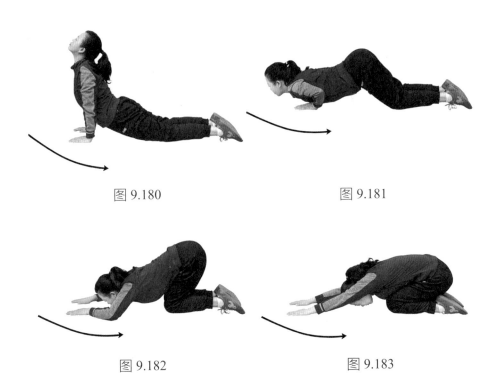

图 9.180

图 9.181

图 9.182

图 9.183

动作八：身体后收，起身跪势，双手掌沿地面随起身扬起立掌至体前齐两乳高的位置，掌心朝前，十指朝上，徐徐向前推出，同时，口吐"嘘"字音；随后，身体后坐于小腿上，双手随身体后坐由前缓缓下落，掌心朝下，掌指朝前，置于两大腿上，目视前方（如图 9.184 至图 9.187）。

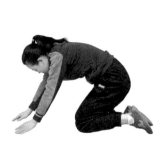

图 9.184

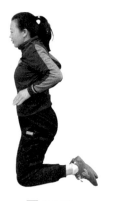

图 9.185

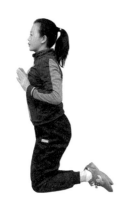
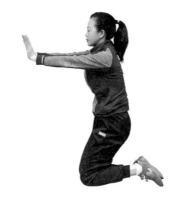

图 9.186　　　　　　　图 9.187

动作九：重复动作一至动作八 35 遍，共做 36 遍。

呼吸方法：①动作一时，自然呼吸。②动作二时，深吸气；动作三时，停闭呼吸于胸腔；动作四至动作七停闭呼吸于胸腹腔。③动作八口吐"嘘"字音时，缓慢呼气。

意念活动：①有肝胆结石者，意念屏住体内之气挤压涤荡结石粉碎。②无肝胆结石者，意念屏住体内之气濡养肝胆强健。

技术要点：①俯身做屈伸运动时，躯干前后屈伸要充分延展。运动过程中，无论身体前伸还是后屈，头脸胸腹尽量接近地面。②停闭呼吸的时间，应依个人气息长短而定，切忌超负荷延长时间，导致心脑血管等发生意外。

收势

缓慢起身，开步站立；其他同主选功法第一节。

9.5 对症功法

对症功法，是指根据肝胆结石患者不同适用症状，有选择性地使用主选功法或增效功法。

适用人群主要有两大类：第一类是肝胆结石患者（轻症或经医院专科治疗后病情平稳的中度症状者）；第二类是肝胆结石高危人群（无症状或偶有轻度症状者），包括无肝胆结石人群。

第一类肝胆结石人群这里仅特指轻症或经医院专科治疗后病情平稳的中度症状者，肝胆结石患者出现重度症状者和急性发作者不在此列。根据肝胆结石患者症状表现，分四种证型。

（1）肝郁气滞型。

典型特征：常两胁肋胀痛，易怒，或遇事愁眉不展，喜叹息。

可选用主选功法中的下列几项锻炼。

第一节：导气利胆；

第二节：踮脚踏地；

第三节：屏气壮胆；

第四节：拍穴振经。

身体条件许可者加练增效功法：铁牛耕地。

（2）肝胆湿热型。

典型特征：常胁肋、腹部胀痛，灼热，口苦，嗜食肥甘厚腻。

可选用主选功法中的下列几项锻炼。

第一节：导气利胆；

第二节：踮脚踏地；

第三节：屏气壮胆；

第四节：拍穴振经。

身体条件许可者加练增效功法：铁牛耕地。

（3）肝阴不足型。

典型特征：头痛眩晕，两目干涩、虚烦不寐、口干等。

可选用主选功法中的下列几项锻炼。

第一节：导气利胆；

第二节：踮脚踏地；

第四节：拍穴振经。

（4）胆火炽盛型。

典型特征：目赤、口苦、易怒、大便结。

可选用主选功法中的下列几项锻炼。

第一节：导气利胆；

第二节：踮脚踏地；

第四节：拍穴振经。

第二类肝胆结石高危人群这里指平素无症状，或偶有轻度症状者；没有肝胆结石，但有肝胆保健调理需求者，则归属此类人群。根据这一类人群的特征，也分四种情况。

（1）偏肝郁气滞型。

主要特征：平时无特殊，情绪变化时，偶有轻微胁胀者。

可选用主选功法中的下列几项锻炼。

第一节：导气利胆；

第二节：踮脚踏地；

第三节：屏气壮胆。

（2）偏肝胆湿热型。

主要特征：平时喜食肥甘厚腻之品，偶觉轻微胁胀、口苦。

可选用主选功法中的下列几项锻炼。

第一节：导气利胆；

第二节：踮脚踏地；

第三节：屏气壮胆。

（3）偏肝阴不足型。

主要特征：平时无特殊，熬夜后常自觉轻微两目干涩者。

可选用主选功法中的下列几项锻炼。

第一节：导气利胆；

第二节：踮脚踏地。

（4）偏胆火炽盛型。

主要特征：平时无特殊，偶尔性急、易怒、大便稍干者。

可选用主选功法中的下列几项锻炼。

第一节：导气利胆；

第二节：踮脚踏地。

9.6 锻炼要领

学会了肢体动作，掌握了动作路线，明确了呼吸意念的运用方法，要进行本方锻炼，还必须掌握功法锻炼中的一些规律要领，否则就会事倍功半，甚至事与愿违。

9.6.1 松静自如，意气形随

松静是气功的入门功夫。意气形是气功"三调"的基本要素。所谓松静自如，就是在意、气、形的运作过程中强调的放松入静要自然，不要做作。即意念、呼吸、体形活动都要顺应人体生理状况，不憋屈。要求做到勿忘、勿助、勿贪、勿求。不仅要姿势正确，动作不僵硬、不呆滞，而且还要做到连绵不断、浑然一气、运转自如，使形神自然放松宁静。意气形随则是指练功中的意、气、形要相因相随、有机结合。练功过程中运用意识放松形体，使形松意充并举，心安神静，意气充足，气机和畅。

9.6.2 立身中正，腰为枢纽

立身中正即中庸之道，不偏不倚，无过无不及，是本方身法要领中的总纲，实际是身法诸多要领的综合运用和正确落实。立身中正可使全身上下中气贯通，周身内外一气流转，自然中正不偏。中正，主要是指身体的中正。练功不仅在定势、静态时身体要保持中正，而且行功中身体也要时时处处保持中正，且要做到正时亦正、斜时亦正。做到立身中正，关键环节有两个，即头顶上悬和尾闾中正。尾闾首先要调正，做到与脊椎成一直线，头顶上再轻轻悬起，就能拉伸脊柱上下贯通，精神提起神贯顶，进而整个身体达到中正不偏，中气才能贯于心肾，通于脊骨之中，行于四肢骨髓之内，自得养生保健之效。

腰为人一身之主宰，上下沟通之枢纽，左右转换之中轴。人体腰如不能发挥枢纽作用，练功养生就不可能取得大成就。中医认为，腰为肾之府。肾中藏有元阴、元阳化生阳气，注于气海以滋补全身。运动学认为，腰是人体动作运动链的最基本环节，直接影响着人体各种技能型身体运动的质量，该区域的神经往往是人体完成各种反射性和随意性肢体动作过程中首先被激活的部分，此部位的骨骼、肌肉的解剖结构和功能也大都具有支撑、保护和稳定肢体的作用，由此运动中强化对腰部的锻炼，可促使其骨骼、肌肉、韧带等逐步强壮，进而全面提高身体健康水平。

9.6.3 动静相兼，练养并举

动与静作为一对哲学范畴，是对立统一的存在。宋明理学代表性人物朱熹认为："天地之间，只有动静两端，循环不已，更无余事，此之谓易。"《太极拳论》指出："太极者，无极而生，动静之机，阴阳之母，动之则分，静之则合。"由此可见，天地间万事万物均在于动与静的辩证统一，动阳、静阴、动开、静合则是其动静相生的规律。古人所谓的"动静是气也"，而气贵在流动。为了更好地疏通经络、调和气血、平衡阴阳，需要把握好"动之则开，静之则合"的这一特性。因此，我们需要强调练功动静相兼，不可顾此失彼。健康身体在练也在养。气功锻炼秉持练中有养，养中存练，练养并举。在练功达到一定功力时，以似守非守的意念意守丹田，使元神、元气汇合内养其中，真气运达存养其内，从而使丹田充盈而养气存神、复命归根。

9.7 注意事项

本方锻炼对练功前的准备、练功环境的选择、练功中的反应及练功后的休整等，都有具体的事项需要练功者注意。

9.7.1 功前准备

（1）环境选择。应满足4个条件：一要周围无干扰；二要空气清新；三要光照柔和；四要地势相对平坦，视野宽阔。避免选择人口密集、空气混浊、无光照、地形怪异，或阴寒之地练功。

（2）衣着准备。要求衣着宽松、舒适。避免着紧身衣裤，阻碍全身气血流通。

（3）身体准备。主要包括：其一，净身。指功前饮适量温水，排空大小便，避免功中干扰。其二，活动关节。指功前可进行适度、轻柔的关节活动，使气血流畅，防止习练过程中，因动作不当，导致关节不适。其三，饥饱适宜。指不可在过饥、过饱，或酒后状态下练功，防止产生身体不适。

（4）心理准备。要求排除杂念，做到心神安定，避免因不良情绪干扰习练效果。

9.7.2 功中注意

第一，注意神、形、息三者相合。由于练功过程是一个以意识为指引的过程，故练功过程，应凝神专注，心无杂念，习练过程应注意神（即指意念）、形（即指动作）、息（即指呼吸）三者相结合，使意念所到之处，即为津液所达之处。动作舒展之时，即为经气流注之时。一呼一吸，呼吸之间，充分调动全身气血津精，使其上行颠顶、下达血海，旁通肢末，循环往复，使身体处于一种愉悦、祥和的状态。

第二，注意动作的规范性。习练过程中，应按指定动作完成，在充分掌握动作要领的同时，逐步完成动作，力求动作规范，以期收到好的效果。

第三，重视收势的重要性。习练过程中，若出现环境干扰、思绪不宁等无法继续习练的情况，应按收势要求，结束习练，避免草草收功，或直接忽略收势功法、突然结束习练。

9.7.3 功后休整

练完功后，要注意做好收功休整。

第一，练功完毕不要急于离开练功场所，可以双手捧气洗脸、理发、捋须、抹脖，再拍拍肩臂胸背腰腹臀部大腿，抖抖身子踏踏地，在原地转转，然后慢慢离开练功场所。

第二，练功完毕要防止受寒。练功后，人的肌肉、皮肤血流相对丰富，一旦突遇冷水刺激，肌肉、皮肤血管容易受冷而在短时间内快速收缩，迅速回流心脏，从而增加心脏负担，影响心脏正常工作，有损心脏健康。如果练功出汗，可以用干毛巾擦拭干净，也可以稍后洗个热水澡洗去汗水污垢。同时，应避免刚刚功毕，即进食生冷，使原本功后通畅的肠胃血管，在短时间内突遇寒冷而收缩，引起腹痛、腹泻等不良反应。

第三，练功完毕要梳理日志。练功过程中，常常会出现一些反应，这些反应，通常持续时间较短，或重复出现，或不会重复出现，故及时记录练功感受，书写练功日志，有助于辨别习练过程中出现的一些气感现象，对照检查练功进程，以便及时发现和解决练功中出现的问题。

第四，练功完毕不可急于房事。平素体弱多病者，须练百日筑基功后，方可有节制地行房事。否则，会因肾气亏损而致未老先衰。

附件：相关表格证书及结石标本图片

附件一：人群筛查表

姓名	性别	年龄	电话
1. 您是第一次使用本表吗？ □是 —— 继续问题 2　　□否 —— 跳入（附件二），或（附件三） （备注：若为结石人群，直接跳入附件二；若为高危人群，直接跳入附件三）			
2. 你是否为肝胆结石患者？ □是　—— 跳入结石人群适用表（附件二）　□否 —— 继续问题 3 □曾是 —— 跳入高危人群适用表（附件三）　□不详 —— 继续问题 3			
3. 你的直系亲属中，是否有，或曾有肝胆结石患者？ □有 —— 跳入高危人群适用表（附件三）　　□无 ——非高危（不适用）			

附件二：结石人群适用表【 □初评　　　□复评 】

一、基本情况

姓名	年龄		电话		日期
问题		**选项**			**得分**
1.你在医院做过结石相关检查吗?		否（1分）　是（2分）　不详（3分）			
2.你的结石是位于肝胆部位吗?		否（1分）　是（2分）　不详（3分）			
3.结石形状描述		泥沙状（1分）颗粒/或混合（2分）不详（3分）			
4.结石数量描述		<3颗（1分）　多颗（2分）不详（3分）			
5.做过结石相关手术吗?		无（1分）　1～2次（2分）　多次（3分）			

【得　分】(　　　　)分

【说　明】总分越高，表明身体情况相对复杂

【您属于】□适用本方（1～10分），继续评价

□不适用本方（11～15分），终止评价，建议医院就诊

二、症状分类

1.肝郁气滞型	常两胁肋胀痛，易怒，或遇事愁眉不展，喜叹息
2.肝胆湿热型	常胁肋、腹部胀痛，灼热，口苦，嗜食肥甘厚腻
3.肝阴不足型	头痛眩晕，两目干涩、虚烦不寐、口干等
4.胆火炽盛型	目赤、口苦、易怒、大便结

【您属于】　1□　　2□　　3□　　4□

三、症状评分表

症状出现频率	无（0分）	偶尔（1分）	经常（2分）	每天（3分）
1.右上腹疼痛				
2.右上腹压痛				
3.恶心呕吐				
4.口苦咽干				
5.上腹饱胀				

6. 大便异常				
【小计】				

【得分】（　　　）分

【说明】本方适用人群为轻度及病情平稳的中度症状者，其余情况，皆不适用

【症状级别】□ 0级——无症状（0分）　　□ 1级——轻症（1～6分）
　　　　　　□ 2级——中症（7～12分）□ 3级——重症（13～18分）

【您属于】　□ 疗效不变，继续习练　　□ 适用本方
　　　　　　□ 病情平稳期适用本方　　□ 不适用本方

【干预效果评价】详见附件四

附件三：高危人群适用表【 □初评　　□复评 】

一、基本情况				
姓名	年龄		电话	日期
问题		**选项**		**得分**
1. 你平时是否喜欢吃肥甘厚腻之品？		无（0分）　偶尔（1分）经常（2分）		
2. 你是否常常晚上11点后才睡觉？		无（0分）　偶尔（1分）经常（2分）		
3. 你平时运动吗？		经常（0分）偶尔（1分）很少（2分）		
4. 近1个月内，你是否常感觉自己容易急躁易怒？		无（0分）　偶尔（1分）经常（2分）		
5. 近1个月内，你是否早上起床后感觉口苦？		无（0分）　偶尔（1分）经常（2分）		
6. 近1个月内，是否常感觉生气后两侧胁肋胀痛？		无（0分）　偶尔（1分）经常（2分）		
7. 近1个月内，你是否常感觉两目干涩、头痛眩晕？		无（0分）　偶尔（1分）经常（2分）		

251

【得分】（　　　）分

【说明】
1. 总分为0分者，为非高危人群，不适用本方，排除
2. 总分＞0分者，均为高危人群，适用本方，且分数越高，表明肝胆结石的风险越大

【您属于】　□高危　　　□非高危
　　　　　　□适用本方　□不适用本方

二、症状分类

1. 偏肝郁气滞型	平时无特殊，情绪变化时，偶有轻微胁胀
2. 偏肝胆湿热型	平时喜食肥甘厚腻之品，偶觉轻微胁胀、口苦
3. 偏肝阴不足型	平时无特殊，熬夜后常自觉轻微两目干涩
4. 偏胆火炽盛型	平时无特殊，偶尔性急、易怒、大便稍干

【您属于】　1□　　2□　　3□　　4□

三、症状评分表

症状出现频率	无（0分）	偶尔（1分）	经常（2分）	每天（3分）
1. 两胁胀痛				
2. 晨起口苦				
3. 两目干涩				
4. 急躁易怒				
5. 大便异常				
【小计】				

【得分】（　　　）分

【说明】高危人群，均适用本方，若锻炼后转为无症状者，可停止锻炼。

【症状级别】□0级——无症状（0分）　　□1级——轻症（1～4分）

□2级——相对高危（5～8分）□3级——极高危（9～12分）

附件四：效果评价表【□初评　　□复评】

1. 适用范围：针对已运用本方进行锻炼的结石人群、高危人群均适用
2. 评分方法：通过症状评分表的得分高低及症状级别高低的方法来评判
其中，症状级别：0－1－2－3，视为级别依次升高；反之为降低
例如：0级变1级，为升高1级；0级变2级，为升高2级；反之，为降低
3. 评价标准：

类　别	佳效	显效	微效	无效
依据	降低2级	降低1级	级别不变 比原有得分减少	升高1级

【您属于】□结石人群　□高危人群

【您的原有得分】无　　有（　　　）分

【您的原有评级】无　　有（0　1　2　3）级

【本次得分】（　　　）分

【本次评级】（0　1　2　3）级

【您的功效】□佳效　　□显效　　□有效　　□无效

说明：本方锻炼干预肝胆结石，仅适用于结石小于10mm的胆囊结石、胆管结石、泥沙状结石及取石手术后存在残留之慢性病患者，可采用本表进行锻炼前、后干预效果对比评估，对结石大于10mm，或有结石嵌顿，或因结石导致多器官严重并发症、急症的患者，不适用于本方。

附件五：相关证书

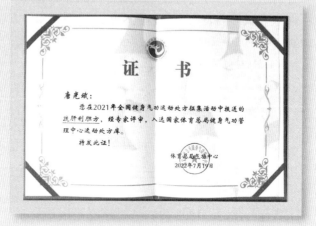

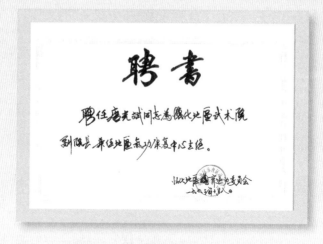

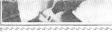

综合版　　1993年8月4日　　第三版　　怀化日报

让孩子过个轻松的暑假

胆结石六载苦不堪言　　神气功一周喜获全愈

附件六：结石标本图

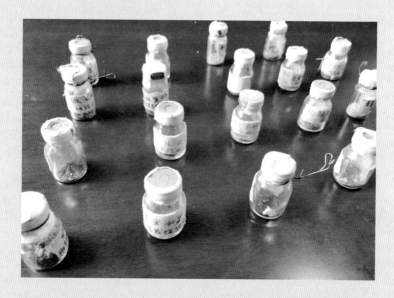

部分结石患者（一人一瓶装）通过导引排石法排出的结石

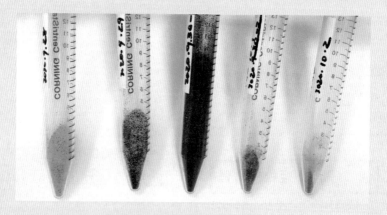

一位结石患者通过导引排石法不同时段分批次排出的泥沙型胆囊结石

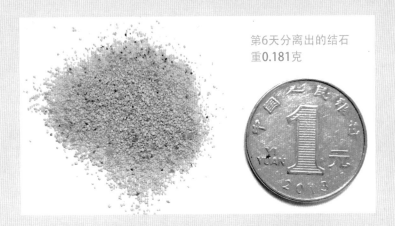

第6天分离出的结石
重0.181克

某患者通过导引排石法排出的肝内胆管结石

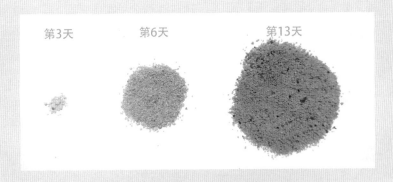

第3天　　　　第6天　　　　第13天

某患者通过导引排石法多次排出的肝内胆管

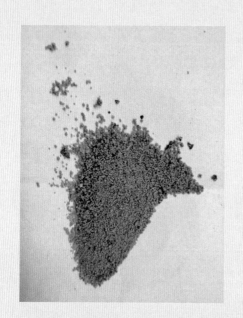

某患者通过导引排石法排出的肝内胆管结石

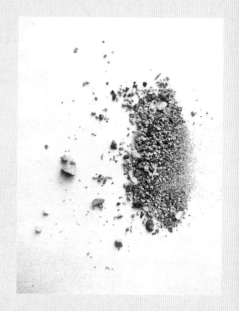

某患者通过导引排石法排出的肝、胆管混合结石

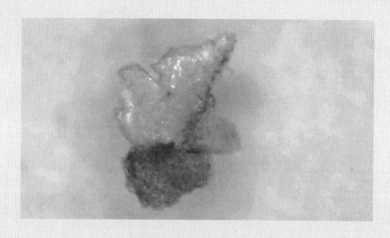

某患者过导引排石法排出的胆总管嵌顿结石

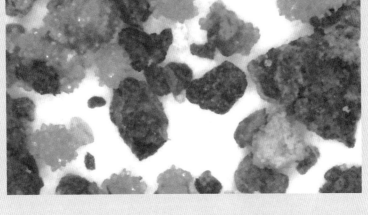

某患者通过导引排石法排出的胆囊结石

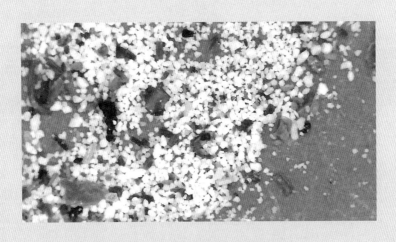

某患者通过导引排石法排出的胆囊结石

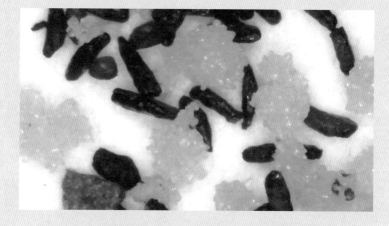

某患者通过导引排石法排出的胆囊结石

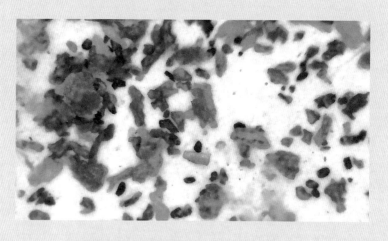

某患者通过导引排石法排出的胆囊结石

20世纪八九十年代，唐光斌与苏州王氏分别在中国湖南、江苏等地开展排石实践活动，尽管那时双方互不认识没有交流，但其排石机理都是对气的运用与把握，本质上是一种人体生命能量信息气机导引运动方法。进入21世纪以来，唐、王二人于2016年在中国医学气功学会一次学术会议上相知相识。2017年，唐光斌主持国家体育总局健身气功管理中心科技攻关项目《体医融合机制下常见慢性病预防和康复的健身气功运动处方研究》，项目涉及糖尿病、颈椎病、高血压、慢性肾炎、抑郁症、结石、近视眼7个病种。为研究胆石症导引运动干预方法，2019年始，通过国家体育总局健身气功管理中心设立在湖南的中国健身气功科研基地组建科研团队，深入研究了唐、王提供的相关排石资料，对导引排石法的排石效应进行了反复科学实验，实验再次证明：结石，尤其是泥沙型胆管结石，运用导引排石法，功效显著，一般3天导引便可见有结石排出。在此基础上，我们进一步研究了自我导引排石法，这对肝胆保健具有极其重要的现实意义和学术价值。这一成果的出版面世，必将给人类带来一记福音。

本书是我们30多年的排石临床实践经验总结，它的出版面世，得到了宋天彬、刘天君、张海波、虞定海、杨柏龙、章文春、吴云川、崔永胜等许多专家学者的帮助和指导，还有那些引文参考书籍资料未曾蒙面的作者，尤其是出版社的同志为此做了大量细致的编务工作，在此一并表示衷心的感谢！由于水平和阅历有限，书中难免存在不足乃至错误，敬请读者批评指正。

编者

2024 年 1 月